Thomas Rampp, Annette Kerckhoff
Post-COVID – Selbsthilfe bei postviralen Beschwerden

Was tun bei ...

Post-COVID

Selbsthilfe bei postviralen Beschwerden

Thomas Rampp
Annette Kerckhoff

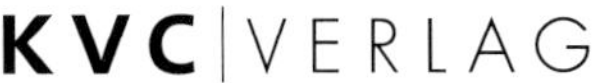

KVC Verlag | Natur und Medizin e. V.
Am Deimelsberg 36, 45276 Essen
Tel.: (0201) 56305 70, Fax: (0201) 56305 60
www.kvc-verlag.de

Rampp, Thomas; Kerckhoff, Annette
Post-COVID – Selbsthilfe bei postviralen Beschwerden

Wichtiger Hinweis: Jede Dosierung oder Applikation erfolgt auf eigene Gefahr des Benutzers. Geschützte Warennamen (Warenzeichen) werden nicht besonders kenntlich gemacht.

ISBN 978-3-96562-074-2

2., überarbeitete Auflage

Umschlaggestaltung: eye-d Designbüro, Essen
Druck: Rudolf Glaudo GmbH & Co. KG, Wuppertal

Inhalt

Einleitung

Noch vor ein paar Jahren hätten wir nicht gedacht, dass ein Virus die Welt in Atem halten würde, dass die Menschen wiederholt über Wochen zuhause bleiben müssten, mit leichteren oder härteren Lockdowns, dass Kitas, Schulen und Universitäten, Theater, Kinos und Fitness-Studios geschlossen würden, Weihnachten nur im allerengsten Familienkreis gefeiert werden dürfte und die Menschen in Altersheimen und auf Pflegestationen über Wochen isoliert würden. Doch das Virus und die Krankheit, die es auslöst, sind Realität.

Manche Menschen leiden nach überstandener Infektion unter verlängerter Rekonvaleszenz und anhaltenden Beschwerden. Diese Problematik wird Post-COVID oder Long-COVID genannt. Die häufigsten Symptome, die Patienten zum Arzt führen, sind anhaltende Erschöpfung und Kurzatmigkeit. Diese Beschwerden sind nicht nur für sich belastend, sondern gehen auch mit Ängsten einher.

Die Begriffe Long-COVID und Post-COVID sind nicht eindeutig zu trennen. Das British National Institute for Health and Care Excellence (NICE) unterscheidet sie vor allem nach der Dauer der Erkrankung: Long-COVID-Beschwerden bestehen demnach wenigstens vier Wochen nach der Infektion, Post-COVID-Beschwerden wenigstens zwölf Wochen nach der Infektion.

Da sich die Symptome weitgehend überschneiden und es außerdem keine allgemein akzeptierte Definition gibt, wird das Krankheitsbild in der aktuellen deutschen Leitlinie[1] als Long/Post-COVID-Syndrom zusammengefasst. Hier werden drei Kategorien herangezogen, um das Syndrom zu diagnostizieren:

– Symptome, die nach der akuten COVID-19 oder deren Behandlung fortbestehen,
– neue Symptome, die nach dem Ende der akuten Phase auftreten, aber als Folge der SARS-CoV-2-Infektion verstanden werden können,
– Verschlechterung einer vorbestehenden Erkrankung in Folge einer SARS-CoV-2-Infektion.

(www.awmf.org/leitlinien/detail/ll/020-027.html)

---

[1] Leitlinien sind von Fachleuten erstellte Handlungsempfehlungen für die ärztliche Praxis.

Wir haben das vorliegende Buch *Post-COVID* genannt und verwenden im Folgenden auch diesen Begriff.

Im Institut für Naturheilkunde, Traditionelle Chinesische und Indische Medizin werden viele Patientinnen und Patienten vorstellig, die nach einer COVID-19-Erkrankung oder nach einer COVID-19-Impfung unter anhaltenden Beschwerden leiden. Dort behandeln die Ärzte und Therapeuten mit Verfahren aus der Naturheilkunde, dem Ayurveda, der Traditionellen Chinesischen Medizin und der modernen Mind-Body-Medizin. Ihre Erfahrungen fließen in den vorliegenden Ratgeber mit ein.

Neben den Therapien, die von ausgebildeten Ärzten/ Ärztinnen und Therapeuten/ Therapeutinnen durchgeführt werden sollten, gibt es zahlreiche bewährte Selbsthilfestrategien.

Bitte sprechen Sie die einzelnen Maßnahmen mit Ihrem behandelnden Arzt ab. Es ist immer wichtig, dass sie auf den Einzelfall abgestimmt sind und den Organismus nicht überlasten.

Ein Punkt, der bereits angedeutet wurde, ist die Angst, denn die ungewohnte, unsichere Lebenssituation geht mit einer massiven Stressbelas-

tung einher. Depressive Verstimmungen und Ängste bis hin zu posttraumatischen Belastungsstörungen sind gerade nach einer Erkrankung mit Krankenhausaufenthalt häufig. Im Lockdown bzw. der sozialen Isolation gehen außerdem die gewohnten Ressourcen für den Stressabbau – Bewegung, Sport, „Weggehen“, Freunde, Familie – verloren. Viele widersprüchliche Meldungen im Internet und den Medien verstärken die Unsicherheit.
Wir zeigen Ihnen, wie Sie mit Stress und Ängsten besser umgehen können und was die Naturheilkunde als Unterstützung bei Post-COVID-Symptomen zu bieten hat.

Die vorgestellten Empfehlungen bilden das Gerüst eines Behandlungskonzeptes, das vom Autor in einer eigenen Post-COVID-Sprechstunde umgesetzt wird.

Wir wünschen Ihnen gute Besserung. Vertrauen Sie auf die Kräfte Ihres Körpers, sich zu regenerieren – und haben Sie Geduld, aber auch den Mut, selbst aktiv zu werden.

Coronaviren

COVID ist die Abkürzung für Corona Virus Disease. Die 19 steht für das Jahr 2019, in dem die Erkrankung erstmals auftrat. COVID-19 wird durch SARS-CoV-2, das Severe Acute Respiratory Syndrome Coronavirus Nr. 2 verursacht. SARS-CoV-1 ist der Erreger der SARS-Epidemie aus den Jahren 2002 und 2003.

Zur Familie der Coronaviren gehören zahlreiche unterschiedliche Krankheitserreger, die Säugetiere, Nager und Vögel infizieren. Manche Coronaviren haben sich an den Menschen angepasst, etwa ein Drittel der typischen Erkältungen und viele Magen-Darminfekte gehen auf ihr Konto.

COVID-19 ist eine virale Erkrankung. Wenn man sich ein wenig mit der Virologie, der Lehre von den Viren, auskennt, dann ist es leichter, COVID-19, die Situation der konventionellen Medizin und die Optionen der Naturheilkunde zu verstehen.

Bakterien und Viren

Viren werden von Bakterien und von weiteren Krankheitserregern wie z. B. Pilzen abgegrenzt. Im Unterschied zu Bakterien sind Viren sehr klein und nur unter dem Elektronenmikroskop erkennbar.

Bakterien sind Lebewesen mit einem eigenen Stoffwechsel. Viren bestehen aus ihren Genen, einer Proteinschicht rund um diese Gene und einer Hülle. Sie haben keinen Stoffwechsel und sind allein nicht lebensfähig. Sie vermehren sich nur in lebenden Zellen.

Dieser Unterschied hat bereits immense Konsequenzen für die Therapie: Bakterien können zerstört werden, beispielsweise durch Antibiotika, die die Hülle der Bakterien oder deren Stoffwechsel angreifen. Viren dagegen „funktionieren" anders. Sie schleusen sich in die Zellen des Wirtes – im Fall von SARS-CoV-2 das Tier oder der Mensch – ein und zwingen die Wirtszelle, zahlreiche Viruspartikel herzustellen und zu neuen Viren zusammenzubauen. Viren vermehren sich also über den Stoffwechsel des Wirtes. Sie sind „Trittbrettfahrer", die sich so perfide in die Schaltzentrale der Zelle einschmuggeln, dass

man sie nicht zerstören kann, ohne den Wirt zu zerstören.
Seit unvorstellbaren 3,8 Milliarden Jahren gibt es die RNS-Welt der Viroide, die Welt der Ribonukleinsäuren. Forschende schätzen die heutige Zahl auf etwa 100 Millionen Virustypen, zum Beispiel die Rhino- und Adenoviren, die den Schnupfen und andere Infekte verursachen. Viren sind weit verbreitet, viele Viren tragen wir in uns. So sind etwa 90 % der Deutschen mit dem Herpes-Virus infiziert.
Andere Viren sind gefährlicher, vor allem für Menschen mit Vorerkrankungen oder einer schwachen Körperabwehr. Virale Erkrankungen sind außer den schon genannten z. B. Influenza, Windpocken, Masern, Mumps, Röteln, Ringelröteln, Kinderlähmung, HIV, Ebola oder Gürtelrose.
Aus biologischer Sicht haben Viren auch ihre guten Seiten. Denn der Mensch enthält nicht nur mehrere Prozent Viren-DNA in seinem Erbgut, sondern er trägt auch einige von Viren eingeschleuste Gene, die etwa das Immunsystem unterstützen, in der Schwangerschaft helfen oder für die Gehirnfunktion wichtig sind.

Strategien bei viralen Erkrankungen

Viren sind, weil sie sich in das Genom des Wirtes einschleusen, schwer zu behandeln. Aus schulmedizinischer Sicht gibt es vor allem folgende Strategien gegen Viren:

- Quarantäne
- Mechanische Barrieren, Hygiene
- Virustatika
- Impfungen

Quarantäne

Quarantäne ist eine behördliche Maßnahme gegen Seuchen, also hoch ansteckende, potenziell tödliche Krankheiten. Die Pest, die Cholera, die Spanische Grippe sind bekannt, und schon im Mittelalter war die Quarantäne das Mittel der Wahl, um sie einzudämmen. So mussten Händler, die über Land in die Stadt kommen wollten, 40 Tage warten, ob sie Symptome der Pest entwickelten. Die Zahl 40 – italienisch *quaranta*, französisch *quarante* oder spanisch *cuarenta* – wird deshalb noch heute für diese Art der Isolation verwendet.

Mechanische Barrieren und Hygiene

Mechanische Barrieren, z. B. der Mund-Nasen-Schutz, oder Hygiene, z. B. das Händewaschen, schützen davor, dass das Virus in den Körper eindringen kann.
Quarantäne und Hygiene sind auch diejenigen Maßnahmen, die durch die gesamte Geschichte hindurch bei Seuchen eingesetzt werden und die Verbreitung eindämmen konnten.

Medikamente

Medikamentös werden gegen Viren vorrangig Virustatika eingesetzt. Virustatika (auch Virostatika) sind antivirale Medikamente, also Mittel, die Viren hemmen. Sie verhindern zum Beispiel, dass die Erreger an körpereigene Zellen andocken oder sich im Inneren solcher Zellen vermehren können. Ziel ist es, durch eine frühzeitige Therapie mit Virustatika Symptome und Infektiosität zu mindern und die Krankheitsdauer zu verkürzen.
Zur Behandlung von COVID-19 werden Virustatika eingesetzt, die sich bei anderen viralen Erkrankungen bewährt haben, z. B. Remdesivir, das bei Ebola zum Einsatz kommt.

Impfung

Gerade weil Viren so schwer zu bekämpfen sind, haben Impfungen als vorbeugende Maßnahme eine große Bedeutung. Unter den gängigen Impfungen im Kindesalter und vor einer Reise gibt es zahlreiche Impfungen gegen Krankheiten, die durch Viren ausgelöst werden. Dazu gehören Kinderlähmung, Masern, Mumps, Röteln, Hepatitis B, HPV (Humanes Papilloma Virus), Gelbfieber, Rotavirus-Infektion, Tollwut, FSME (Frühsommer-Meningoenzephalitis).

COVID-19 und Post-COVID

COVID-19

Die folgenden Hinweise zu COVID-19 sind nur kurz skizziert und erheben keinen Anspruch auf Vollständigkeit.
COVID-19 wird durch einen Erreger ausgelöst, der zu der großen Familie der Coronaviren gehört. Als gemeinsames Merkmal haben die Coronaviren eine Art „Krone" (lat. *corona*) mit nach außen gerichteten Fortsätzen. Die Krankheit wird durch Tröpfcheninfektion übertragen.
Die Inkubationszeit beträgt im Schnitt 5 Tage, es kann 2–14 Tage dauern, bis das Virus nachweisbar ist oder bis Symptome auftreten. Viele Fälle verlaufen symptomarm, manchmal mit so schwachen Symptomen, dass sie nicht als solche wahrgenommen werden.
Das Virus wird typischerweise durch die Atemwege aufgenommen, daher wird es auch durch einen Abstrich in den oberen Atemwegen (Nasen- und Rachenschleimhaut) nachgewiesen.
Im Fall einer Infektion bindet das Virus mit Hilfe seiner viralen „Spike-Proteine" an Rezeptoren, in diesem Fall an den Rezeptor ACE2, und kann

so in die Körperzellen eindringen, wo es sich dann rasant vermehrt. Vom Rachen oder der Nase wird es weitergetragen durch die Luftröhre in die Bronchien und die Lunge. Auch in den kleinen feinen Bläschen der Lunge, in denen der Gasaustausch stattfindet, kommt der oben beschriebene Rezeptor besonders zahlreich vor, so dass sich auch hier das Virus weiter vermehren kann.

Die häufigsten Symptome von COVID-19 sind nach Angaben des Robert-Koch-Institutes:

- Husten (40 %)
- Schnupfen (28 %)
- Fieber (27 %)
- Störung bis zum (vorübergehenden) Verlust des Geschmacks- und Geruchssinns (22 %)
- Lungenentzündung (1 %)

Hinzu kommen je nach Schwere der Erkrankung Halsschmerzen, Atemnot, Kopf- und Gliederschmerzen, Appetitlosigkeit, Gewichtsverlust, Übelkeit, Bauchschmerzen, Erbrechen, Durchfall, Bindehautentzündung, Hautausschlag, Lymphknotenschwellung, Apathie, Schläfrigkeit.

Viele Menschen leiden neben diesen körperlichen Symptomen unter Angst und depressiven

Verstimmungen. Die Isolation, die Unsicherheit, die Veränderungen der Lebensumstände, der Mangel an Kontakt, Folgewirkungen wie wirtschaftliche Not oder eine unklare Zukunftsperspektive kommen hinzu.
Die vertrauten Möglichkeiten des Stressabbaus wurden eingeschränkt, das Leben ist anders geworden unter COVID-19. Zusätzlich trägt die Fülle der Informationen, die obendrein auch noch widersprüchlich sind, zur Verunsicherung bei.

Das Post-COVID-Syndrom

Manche Menschen, die COVID-19 durchgemacht haben, berichten, dass sie länger brauchen, um wieder fit zu werden. Sie klagen über Erschöpfung, Schwäche, Kurzatmigkeit und diverse andere Beschwerden.

Zahlen

Patientendaten aus aller Welt zeigen, dass COVID-19 die Gesundheit des Menschen nicht nur während der akuten Infektion beeinträchtigt, sondern häufig Spätfolgen hinterlässt.
Einer britischen Studie zufolge litt von 384 stationär behandelten COVID-Patienten (Durchschnittsalter 59,9 Jahre) acht Wochen nach der Entlassung noch mehr als die Hälfte unter Erschöpfung und Atemnot. Noch ein gutes Drittel klagte über Husten, und etwa 15 % hatten eine Depression.
Diese Befunde, so das *Deutsche Ärzteblatt*, stimmen teilweise mit Beobachtungen aus Italien überein. Ähnlich dokumentierten es erneut Forscher aus England bei 100 Patienten, die sie im Mittel 48 Tage nach Entlassung untersuchten:

Am häufigsten waren auch bei ihnen Erschöpfung und Atemnot. Patienten nach Intensivtherapie waren häufiger betroffen als Patienten, die auf der Normalstation behandelt wurden.
Im renommierten Fachmagazin *The Lancet* veröffentlichten Forscher die bisher detaillierteste Untersuchung zu den langfristigen Symptomen von COVID-19. Noch sechs Monate nach durchgemachter COVID-19-Erkrankung litten 63 % der eigentlich „Genesenen" unter Müdigkeit oder Muskelschwäche, 26 % unter Schlafstörungen und 23 % unter Angstzuständen oder Depressionen.
Nicht nur Patienten nach einem Krankenhausaufenthalt, sondern auch Patienten mit vermeintlich leichteren Verläufen können von Post-COVID betroffen sein.

> Die oben beschriebenen Symptome sind auch von anderen viralen Erkrankungen bekannt und werden unter dem Begriff „postvirales Syndrom" zusammengefasst.

Symptome

Von Post-COVID-Patienten werden mehr als 200 verschiedene Beschwerden genannt, so dass sich ein sehr heterogenes und komplexes Krankheitsbild ergibt, das körperliche und seelische Beschwerden miteinschließt. Die häufigsten Symptome sind:

- Müdigkeit, Erschöpfung (Fatigue)
- verminderte Leistungsfähigkeit
- Muskel- und Gliederschmerzen
- Kopfschmerzen
- Kurzatmigkeit, Gefühl, dass der Atem stockt
- Schmerzen beim Atmen
- Trockener Husten, Reizhusten
- Probleme beim Riechen und Schmecken
- Kreislaufstörungen beim Aufstehen (POTS)
- depressive Verstimmung
- Sprechstörungen
- Konzentrationsstörungen, „Brain Fog“
- unspezifische Brustschmerzen
- Kribbeln, Brennen in Händen und Füßen
- Schwindel
- nicht erholsamer Schlaf/ Schlafstörungen
- Libidoverlust

Am häufigsten sind bleierne Müdigkeit und Erschöpfung sowie der Verlust des Geschmacks- und Geruchssinnes.

Die Immunologin und Onkologin Carmen Scheibenbogen von der Charité Berlin ist auf das chronische Erschöpfungssyndrom (ME/CFS) spezialisiert und forscht auch zu den Erschöpfungssymptomen im Zusammenhang mit Post-COVID.

ME/CSF darf nicht mit den Störungen in den ersten Wochen und Monaten nach einer überstandenen Viruserkrankung verglichen werden. Viele Patienten sind zunächst nicht so leistungsfähig wie zuvor und leiden auch unter kognitiven Störungen. Bei den meisten verschwindet dies wieder innerhalb von Wochen oder Monaten. In den ersten sechs Monaten nach einer Infektion spricht man daher nur von einer postviralen Fatigue. Erst danach ist die Diagnose einer chronischen Erkrankung, also eines ME/CFS, möglich.

Auch wenn noch nicht genügend Forschungsdaten vorliegen, kann man derzeit davon ausgehen, dass es sich bei den postviralen Symptomen nach einer durchgemachten COVID-19-Infektion eher selten um ein ausgeprägtes CFS handelt.

Empfehlungen zum Umgang mit dem ME/CFS-Syndrom, z. B. Pacing, sind auch gut für Post-COVID-Erschöpfung geeignet. Im Zusammenhang mit der Stärkung der Säulen der Gesundheit (ab Seite 43) gehen wir noch einmal darauf ein.

Spike-induzierte Erkrankungen

„Post-Vac-Syndrom“ ist die Abkürzung für „Post-Vaccine-Syndrom“, das eine Reihe von langandauernden, COVID-ähnlichen Symptomen beschreibt, die nach einer Impfung gegen COVID-19 auftreten können. Der Begriff stellt keine klar definierte Krankheit oder Bezeichnung dar.

Die Symptome des „Post-Vac-Syndroms“ sind denen von Long/Post-COVID sehr ähnlich, so dass die folgenden Empfehlungen ebenso für dieses Syndrom gelten können.

Naturheilkunde bei Post-COVID

COVID-19 verängstigt und verstört noch immer. Die Medizin tut, was sie kann, und dennoch gibt es bisher keine sicher wirksame und anerkannte antivirale Therapie gegen den Erreger. Deshalb wird vor allem symptomatisch behandelt, der Schaden begrenzt, so gut es geht.

Zur Schadensbegrenzung und zur Vermeidung längerfristiger Probleme ist es aber immer sinnvoll, einen Schritt zurückzutreten und die Stärkung des ganzen Menschen in den Blick zu nehmen. Hierfür sind Therapieoptionen aus dem Bereich der Naturheilkunde und anderer traditioneller Medizinsysteme geeignet. Es ist sinnvoll, einen weiteren Blickwinkel auf den Umgang mit Gesundheit und Krankheit zuzulassen. Deutlicher ausgedrückt: Wir stehen im Hinblick auf Post-COVID schlecht da und können es uns eigentlich nicht erlauben, dies nicht zu tun.

Die Naturheilkunde bietet Maßnahmen für Gesunde (zur Stärkung der Abwehr), Erkrankte (zur Linderung von Symptomen) und Menschen in der Rekonvaleszenz (zum Kraftschöpfen und wieder auf die Füße kommen).

Pathogenese und Salutogenese

Zunächst ist ein wenig Theorie wichtig. In der jüngeren Medizingeschichte unterscheidet man den pathogenetischen vom salutogenetischen Blickwinkel. Der pathogenetische Blickwinkel befasst sich mit den Ursachen der Krankheit, der salutogenetische Blickwinkel mit den Ursachen von Gesundheit.

Die „schulmedizinische“ Sichtweise ist in vielen Punkten von einem pathogenetischen Ansatz geprägt: Angehende Medizinerinnen und Mediziner lernen, Krankheiten zu diagnostizieren und zu therapieren. Krankheitserreger sind dabei eine wichtige Ursache von Erkrankungen. Bei einem salutogenetischen Ansatz wird eher versucht, die Gesundheit zu stärken. Dies ist auch der Ansatz der Naturheilkunde.

In der Medizingeschichte gab es immer wieder erbitterte Kämpfe von Vertretern beider Richtungen. Die einen wollten die Erreger bekämpfen, die anderen das „Milieu“ stärken. Wir denken, dass diese Milieustärkung immer sinnvoll ist. Deshalb haben wir einige Stärkungsmaßnahmen aufgenommen, die auch als Basis jeder Behandlung gesehen werden können.

Traditionelle Medizinsysteme

Die heute praktizierte Naturheilkunde geht in ihren Kernbereichen auf sehr alte Systeme der Heilkunde zurück: die Traditionelle Europäische Medizin, die Traditionelle Chinesische Medizin und die Traditionelle Indische Medizin (Ayurveda). Dies sind die Bereiche, die wir in diesem Ratgeber besonders berücksichtigen wollen.

Gemeinsam ist diesen drei alten Konzepten der Heilkunde, dass sie den Menschen als einen untrennbaren Teil der ihn umgebenden Natur und Umwelt sehen. In der Therapie werden die körpereigenen Systeme zur „Selbstheilung" angeregt, der Mensch wird über innerliche und äußerliche Anwendungen behandelt. Zudem messen alle traditionellen Heilkunden dem Lebensstil und der Gesundheitsförderung einen großen Wert bei. Der Patient wird aufgefordert, im Rahmen seiner Möglichkeiten selbst zum Heilungsverlauf beizutragen.

Am Institut für Naturheilkunde, Traditionelle Chinesische und Indische Medizin wird mit der für die heutige Zeit aktualisierten Variante einer lebensstilorientierten Medizin gearbeitet, die in ihren Wurzeln auf die traditionellen Konzepte zurückgeht und diese um Bausteine wie Stressmanagement ergänzt. Die Probleme des modernen Lebensstils werden in besonderem Maße berücksichtigt.

Die Säulen der Gesundheit

In den traditionellen Heilkunden decken sich die Bereiche, die für eine gute Gesundheit erforderlich sind, weitgehend: Ernährung (und Verdauung), Bewegung und Entspannung (inklusive Stressmanagement). Ausreichend und erholsamer Schlaf ergänzt diese Säulen. Es geht dabei immer um Selbstheilung und Regeneration.

Ernährung

Die Ernährung ist eine der wichtigsten Säulen unserer Gesundheit und damit auch der Regeneration. Über die Ernährung führen wir unserem Körper alle wichtigen Nährstoffe, Vitamine, Mineralien und Spurenelemente zu.

Generell wird empfohlen, sich maßgeblich pflanzenbasiert und ausgewogen mit qualitativ hochwertigen Zutaten, möglichst regional und saisonal zu ernähren. Der Anteil von Milchprodukten, Fleisch und Fisch wird in den verschiedenen Medizinsystemen etwas unterschiedlich eingeschätzt, in keinem Fall jedoch werden diese Lebensmittel im Übermaß genossen.
Übereinstimmend wird von Fertigprodukten und Lebensmittelzusatzstoffen abgeraten, außerdem von einem Übermaß an Genussmitteln. Wichtig sind zudem geregelte und in Ruhe genossene Mahlzeiten – also eher kein permanentes Snacken, sondern „richtige" Mahlzeiten ohne Ablenkung und anschließende Essenspausen.

Verdauung und Darm-Mikrobiom

Auch die Verdauung trägt zur Gesundheit bei. Der Darm ist ein wichtiges Immunorgan, nicht zuletzt aufgrund seiner extrem großen Oberfläche von etwa einem Fußballfeld. Das Darm-Mikrobiom, also die Gesamtheit der im Darm vorkommenden Mikroorganismen, spielt dabei eine wichtige Rolle.

Wie man heute weiß, trägt das Mikrobiom zur Reifung und zum Erhalt des darmassoziierten Immunsystems bei, reguliert die Barrierefunktion des Darmepithels und kann die Freisetzung von antimikrobiellen Wirkstoffen anstoßen. Mikrobiomforscher sprechen daher von einem wahren „Superorgan". Stärkt man den Darm bzw. sein Mikrobiom, wird man gleichzeitig die Gesundheit und die Abwehr stärken.
Auf eine bei Post-COVID sinnvolle Ernährung gehen wir weiter unten noch weiter ein.

Bewegung

Die zweite wichtige Säule der Gesundheit ist die Bewegung – möglichst typgerecht und angemessen im Umfang, zwischen Unter- und Überforderung. Generell wird empfohlen, Bewegungselemente in den Alltag einzubauen: tägliches Gehen oder Fahrradfahren bzw. eine tägliche kurze Yogaeinheit anstelle von geblockten großen Anstrengungen am Wochenende.
Wissenschaftliche Erfolge kann die Bewegungsmedizin verzeichnen, wenn es um die Wirkung von (angepasster) Bewegung im Regenerationsprozess geht. Nicht umsonst findet sich in fast

jeder Reha nach einschneidenden Ereignissen wie Unfällen, Operationen, Schlaganfall und Herzinfarkt oder onkologischen Erkrankungen ein umfangreiches Bewegungsprogramm. In der amerikanischen Datenbank PubMed haben wir unter den beiden Suchbegriffen „exercise" und „regeneration" fast 3700 Einträge gefunden – allein 43 Einträge zu Post-COVID und anderen postviralen Syndromen.

Wichtig ist in jedem Fall eine angepasste Bewegung – und dies gilt auch nach einer Viruserkrankung, wenn die Kräfte erst langsam wiederkehren. Hier muss besonders aufgepasst werden, dass keine Überforderung eintritt. Post-COVID-Patienten berichten häufig, dass sie sich zu früh und zu stark nach vermeintlich überstandener Infektion wieder belastet hätten.

Entspannung und Stressmanagement

Entspannung ist die dritte Säule der Gesundheit. Gemeint ist damit vor allem, sich in unserer modernen Welt mit all ihren Anforderungen und Reizen gezielt der Ruhe, Meditation oder inneren Einkehr zu widmen.

In Zeiten des Lockdowns (in denen auch dieses Büchlein geschrieben wurde) wird von außen eine künstliche Ruhe aufoktroyiert. Wir meinen mit Ruhe eher einen regelmäßigen inneren Freiraum, den man selbstbestimmt füllt.
Gerade in Zeiten, die viel Stress und bedrohliche Gedanken bis hin zum anhaltenden Gedankenkreisen mit Angstzuständen bringen, ist es wichtig, ein wenig Ruhe zu finden und zu lernen, mit diesen Ängsten, Sorgen und Nöten so umzugehen, dass sich die Gedanken nicht in einer Spirale immer weiter verstärken.
Entsprechend gehört also auch das Stressmanagement zur Entspannung.

Schlaf

Die Schlafforschung zeigt mehr als deutlich, wie wichtig ein ruhiger und erholsamer Schlaf nicht nur für das Gesamtbefinden, sondern auch für die Regenerationsfähigkeit ist. Während des Schlafes laufen Prozesse im Bereich der Wundheilung, des Immunsystems und der Zellregeneration ab. Eindrücke des Tages werden verarbeitet. Wenn uns also etwas den Schlaf raubt – und sei es im Fall einer Post-COVID-Belastung die

Ängste vor dem weiteren Verlauf –, hat unser Körper sehr viel schlechtere Chancen, sich zu erholen.

Selbstheilung und Regeneration

Regulationsmechanismen des Körpers

Selbstheilung ist ein selbstverständliches Phänomen: Jeden Tag ist unser Körper damit beschäftigt, sich zu regenerieren. Wenn wir uns stoßen und einen blauen Fleck zuziehen, wird dieses Hämatom im Laufe der nächsten Tage abgebaut. Wenn wir uns in den Finger schneiden, heilt die Wunde zu – erst wird die Blutung gestoppt, das Blut gerinnt, dann wird nach und nach neue Haut gebildet. Wenn wir verdorbenes Essen zu uns nehmen, hilft sich der Körper mit dem Brechreiz, um dieses Essen wieder auszuscheiden.

Der menschliche Körper hat eine Fülle an Regulationsmechanismen. Denken wir nur an die Temperaturregulation: Im Körperinneren sollte möglichst eine gleichbleibende Temperatur herrschen – und zwar unabhängig davon, ob draußen brütende Hitze oder klirrende Kälte

herrscht. Schwitzen ist eine Möglichkeit, die Temperatur auszugleichen, Kältezittern und Gänsehaut eine andere.
Ein anderes Beispiel ist das vegetative Nervensystem, das abhängig davon, ob wir gerade unter „Stress stehen", also im Leistungsmodus sind (im Gegensatz zum Entspannungs- und Regenerationsmodus), das Blut in unterschiedliche Körperregionen lenkt. Unter Stress werden die regenerativen Organe, die Verdauung, die Ausscheidung etc. unterversorgt, an Schlaf ist nicht zu denken. Dies erfolgt dann erst wieder in vollem Umfang, wenn der Stress vorbei ist und der Körper sich erholen kann.
In der Naturheilkunde, der Traditionellen Europäischen Medizin, aber auch in der TCM und dem Ayurveda ist die gezielte Unterstützung nicht nur der Gesundheit an sich, sondern auch der Regeneration im Krankheitsfall fester Bestandteil der Behandlungsstrategie und Selbstfürsorge.

Selbsthilfe als Baustein eines Gesamtkonzeptes

Selbsthilfestrategien sind ein Baustein in einem Gesamtkonzept, das die ärztliche Expertise (wie

Diagnostik, Behandlung, Beurteilung des Krankheitsverlaufs) ergänzt: Selbsthilfe ist in diesem Konzept als eine Unterstützung der körpereigenen Systeme zu verstehen.
Dieser Behandlungsansatz bezieht Patienten und ihre Ressourcen mit ein und findet sich schon in den alten Lehren der Heilkunde.

Verbindungen zwischen Organsystemen

Letztlich hat auch die Erkenntnis, dass verschiedene Organsysteme miteinander in Verbindung stehen, Auswirkung auf die Behandlung, die immer ganzheitlich sein sollte.
Die Psychoneuroimmunologie beispielsweise untersucht den Zusammenhang von Psyche, Nervensystem und Immunsystem. Inzwischen ist unbestritten, wie belastend anhaltender Stress für das Immunsystem ist, wie wohltuend ein besserer Umgang mit Stress sich auf Wohlbefinden, Heilung und Regeneration auswirkt. Von besonderer Bedeutung ist hier der Umgang mit Stressoren und Veränderungen.

Der innere Arzt

Gerade nach einer durchgemachten Infektion wie COVID-19 ist es also sinnvoll, sich mit den Selbstheilungskräften zu befassen und die körpereigenen regenerativen Systeme sowie die beschriebenen Säulen der Gesundheit zu stärken. Der Körper und die Seele brauchen jetzt Zeit und sanfte Unterstützung, um über die Erkrankung und den damit verbundenen Stress hinwegzukommen.

Gerne wird auch vom „inneren Arzt" gesprochen, eine innere Instanz, die weiß, was gut ist und Heilung begünstigt. Wir sollten diesem inneren Arzt folgen und uns nicht nur auf die Aktivitäten des „äußeren" Arztes in der Praxis oder Klinik verlassen. Im besten Fall kooperieren diese beiden Experten und teilen sich die Bemühungen um die Heilung des Patienten.

In allen traditionellen Konzepten wird der innere Arzt angesprochen. Es ist in der Geschichte der Heilkunde „normal" gewesen, dass den Patienten Vorschläge an die Hand gegeben werden, um Belastungen ab- und Ressourcen aufzubauen – zum einen ganz allgemein, zum anderen im Hinblick auf das spezifische Krankheitsgeschehen.

Der dreibeinige Stuhl der Mind-Body-Medizin

Ein besonders schönes Bild verwendet die Mind-Body-Medizin (MBM). Die MBM steht für ein ganzheitliches medizinisches Konzept, das sowohl körperliche und psychische als auch soziale und spirituelle Aspekte des Menschseins berücksichtigt. Die Interaktion zwischen Geist, Körper und Verhalten wird gezielt genutzt, um die Selbstheilungskräfte des Menschen zu stärken. Die persönlichen Fähigkeiten und Ressourcen der Patientinnen und Patienten werden miteinbezogen und gefördert. Arzt und Therapeut sind dabei weniger Behandler als vielmehr „Ermutiger“ und „Befähiger“.

Dieses Konzept einer ganzheitlichen und ressourcenorientierten Medizin lässt sich am Modell eines dreibeinigen Stuhls veranschaulichen. Nach diesem von Herbert Benson entwickelten Modell besteht diese Medizin aus drei Säulen, die man sich wie die Beine eines dreibeinigen Hockers vorstellen kann:

1. Rezepte oder Verordnungen des Arztes/Therapeuten
2. Untersuchungen, diagnostische Eingriffe, Behandlungen, Massagen oder Operationen

3. Selbstheilung und Selbstfürsorge als Selbsthilfekompetenzen des Patienten

Und so geht es auch in diesem Ratgeber vor allem darum, was Sie selber bei Post-COVID tun können und tun sollten, um Körper und Seele bei der Regeneration und Genesung zu unterstützen, Symptome zu lindern und Ihr Wohlbefinden zu stärken.

Quellen zu COVID und Post-COVID

COVID-19 und Post-COVID werden weiterhin intensiv erforscht, eine große Fülle von Studiendaten wird ausgewertet. Daher gibt es bereits mehrere Quellen von Erkenntnissen, die wir für diesen Ratgeber hinzuziehen konnten und die uns die folgenden Empfehlungen erlauben.

Naturheilkundliche Forschung

In einem qualitativen Review werden naturheilkundliche und integrative Maßnahmen vorgestellt:

- Seifert G, Jeitler M, Stange R et al.: The Relevance of Complementary and Integrative Medicine in the COVID-19 Pandemic: A Qualitative Review of the Literature

Weitere Artikel bestätigen die Wirkung eines integrativen Ansatzes für die Rekonvaleszenz:

- Alschuler L, Chiasson AM, Horwitz R et al.: Integrative medicine considerations for convalescence from mild-to-moderate COVID-19 disease. Explore (NY).

Speziell mit den Ressourcen der indischen Medizin, zusammengefasst als AYUSH (Ayurveda, Yoga and Naturopathy, Unani, Siddha, Sowa Riga and Homeopathy) befasst sich diese Arbeit:

- Priya R, Sujaha V: AYUSH for COVID-19: Science or Superstition?

Wie gut eine Medizin hilft, die Traditionelle Chinesische Medizin und westliche Medizin verbindet, wird in dieser Übersichtsarbeit untersucht:

- Liu D, Yanyan Y, Chen Y, Tang S: Efficacy of integrative Traditional Chinese and Western medicine for the treatment of patients infected with 2019 novel coronavirus (COVID-19): A protocol for systematic review and meta analysis

„Naturheilkundliche Selbsthilfe für PatientInnen mit Post-COVID-Syndrom"(NaShPoCo) ist eine derzeit laufende Studie der Universitätsmedizin Essen, an der auch der Autor beteiligt ist. Die Arbeitsgruppe erforscht ein 10-wöchiges Gruppenprogramm zum Erlernen von Selbsthilfestrategien im Umgang mit Post-COVID.

Erfahrungen aus der ärztlichen Praxis

Vor allem speisen sich die Empfehlungen in diesem Büchlein aus der langjährigen Klinikerfahrung des Autors: ein Wickel, der bei Atemnot hilft, Maßnahmen gegen Erschöpfungs- und Fatigue-Syndrome, Tipps für einen besseren Schlaf u.v.m.

Die meisten Verfahren werden am Institut für Naturheilkunde, Traditionelle Chinesische und Indische Medizin seit über 20 Jahren mit Erfolg eingesetzt und wurden von uns noch einmal im Hinblick auf ihre Anwendung und mögliche Risiken bei Post-COVID geprüft.

Wir empfehlen viele Maßnahmen mit einer breiten Anwendung: Die Lavendel-Herz-Auflage wird nicht nur bei Bluthochdruck und erhöhtem Puls empfohlen, sondern auch bei Einschlafschwierigkeiten, Unruhe und Angst. Die Ingwerauflage kann bei einer einfachen Erkältung, aber auch bei Bronchitis und Asthma eingesetzt werden.

Eine Anwendung bei den durch COVID-19 bedingten und anhaltenden Symptomen ist nur dann sinnvoll, wenn keine Nebenwirkungen oder zusätzlichen Risiken bekannt sind.

Nicht unerwähnt bleiben sollte, dass im Rahmen der o. g. NaShPoCo-Studie sehr gute Erfahrungen mit der Ohrakupunktur nach dem NADA-Protokoll gemacht werden. Bei dieser ärztlichen Therapie werden fünf definierte Punkte am Ohr genadelt (Vegetativum = Punkt 51, Shen Men = Punkt 55, Niere = Punkt 95, Leber = Punkt 97, Lunge = Punkt 101).

Das Ziel dieser eigentlich für den Entzug gedachten Maßnahme ist die Linderung von vegetativen Beschwerden wie Herzrasen, Unruhe, Angst oder Schmerzen und die allgemeine seelische Stabilisierung der Patientinnen und Patienten.

Die psychische Gesundheit bei Post-COVID

Ängste und posttraumatische Belastung

Es wurde schon mehrfach gesagt, dass COVID-19 Angst auslöst und eine enorme Stressbelastung ist. Zu den durchgemachten Ängsten kommt die Unsicherheit, wann sich die anhaltenden Beschwerden des Post-COVID-Syndroms wieder geben, wie lange es dauert, bis die Krankheit endgültig überwunden ist.

Die durchlebten Ängste vor einer Verschlimmerung, eine möglicherweise durchgemachte Beatmung mit einem Aufenthalt auf der Intensivstation führen zu realen Ängsten. Man hat erfahren, wie fragil das Leben ist, wie wenig Macht man über vieles hat. Das Gefühl von Kontrolle und Sorglosigkeit ist gewichen. Ernsthaft erkrankte COVID-19-Patienten haben diese Ängste real durchlebt und durchlitten.

Vor diesem Hintergrund sind Ängste oder Symptome, die einer posttraumatischen Belastungsstörung entsprechen, verstehbar und naheliegend. Denn das Ausmaß der Angst hängt nicht davon ab, was tatsächlich passiert ist, sondern was hätte passieren können, wie nah man an einer noch schlimmeren Katastrophe vorbeigeschliddert ist.

> **Achtung!**
> Ein Arztbesuch ist wichtig, wenn sozialer Rückzug und Antriebslosigkeit den Verdacht auf eine Depression oder/ und Angststörung nahelegen.
> Bitte achten Sie besonders auf die Kinder und suchen ärztlichen Rat,
> – wenn bei Ihrem Kind ein Waschzwang entsteht,
> – wenn bei Ihrem Kind Schulverweigerung auftritt.

Lehren aus der Geschichte

Aaron Antonovsky (1923–1994) war ein israelisch-amerikanischer Medizinsoziologe und Professor für Soziologie. Ausgangspunkt von Antonovskys Forschung waren Frauen verschiedener ethnischer Gruppen in Israel, die einen KZ-Aufenthalt überlebt hatten. Dem Wissenschaftler fiel auf, dass sich ein knappes Drittel dieser Frauen trotz der unglaublichen Belastungen der Internierung in einem guten mentalen Zustand befand. So drängte sich ihm die Frage auf: Warum haben diese Frauen den KZ-Aufenthalt mit psychisch besserer Gesundheit überlebt als andere?

Salutogenese und Kohärenzgefühl

In den 1970er Jahren entwickelte Antonovsky das Konzept der Salutogenese, das er in dem viel beachteten Buch *Health, Stress and Coping* (1979) vorstellte. Darin stellt er die Frage: Was befähigt uns, mit den Unwägbarkeiten, den veränderlichen Bedingungen des Lebens umzugehen, sie zu meistern?

Für die Antwort auf diese Fragen prägte der Medizinsoziologe den Begriff *sense of coherence*, das „Kohärenzgefühl". Antonovsky verstand darunter eine gewisse Grundeinstellung, eine Lebensorientierung, die durch ein Gefühl des Vertrauens geprägt ist. Dieses Vertrauen versetzt einen in die Lage, mit den Stressoren, Anforderungen und Herausforderungen (er bezeichnet sie als Stimuli) umzugehen.

Ist das Kohärenzgefühl stark, gelingt dies leichter, ist es schwach, fällt es uns schwer, anstehende Anforderungen zu bewältigen.

Je besser wir verstehen, warum uns etwas widerfährt, desto eher kommen wir damit klar, und desto geringer ist das Gefühl von Ohnmacht und Fremdbestimmung.

Kohärenzgefühl hat außerdem etwas mit unserer Überzeugung zu tun, dass wir mit Stressoren, Veränderungen und Stimuli umgehen können. Das entsprechende Motto wäre etwa: „Wer weiß, wofür das gut ist. Ich sehe es mal positiv!"

Hardiness

Bereits Anfang 1979, noch bevor Antonovsky *Health, Stress and Coping* veröffentlichte, entwickelte die amerikanische Psychologin Suzanne Kobasa das Konzept der Widerstandsfähigkeit (*hardiness*). *Hardiness* beschreibt eine innere Haltung: Man fühlt sich nicht als Opfer einer Situation, sondern erlebt sich selbst als verantwortlich im Umgang mit Belastungen. Es geht also um Kontrolle.

Menschen mit einem hohen Maß an Kontrolle handeln aus der Überzeugung heraus, dass sie die Ereignisse beeinflussen können. Sie erkennen ihre eigene Verantwortlichkeit und fühlen sich in der Lage, eigenständig effektiv zu handeln. Sie fühlen sich als freie Menschen und glauben daran, ihr Leben selbst gestalten und ihm einen Sinn geben zu können.

Dabei hilft, so Kobasa, die Überzeugung, dass Lernen und Veränderung ebenso wie persönliche Erfahrungen Nutzen bringen. Menschen, die

Krisen als Herausforderung wahrnehmen, betrachten Veränderungen als etwas ganz Normales, das zum Leben gehört.
Man kann Kobasas Modell noch um das Gefühl der Verbundenheit ergänzen: in sozialer, aber auch in spiritueller Hinsicht. Es geht um soziale Unterstützung, ein soziales Netz, Freunde, Familie, Gleichgesinnte – und auf der anderen Seite um Spiritualität und Glauben. Verbundenheit und Nähe helfen nachweislich, mit Veränderungen, Unsicherheit, neuen Informationen, Belastungen, Bedrohungen, Ängsten, stressigen Situationen usw. besser umzugehen.

Resilienz

Widerstandsfähigkeit ist auch ein Aspekt von Resilienz. Mit diesem Begriff, der ursprünglich aus der Material- und Energiewissenschaft stammt, wird die Fähigkeit eines Materials oder Systems bezeichnet, nach erfolgter Störung oder Deformation in seinen Ausgangszustand zurückzukehren.
Auf den Menschen übertragen bedeutet Resilienz die Fähigkeit eines Individuums, angesichts widriger Bedingungen zu gedeihen. Ganz allge-

mein geht es darum, mit Belastungen oder schwierigen Lebenssituationen umgehen und die psychische Gesundheit wiederherstellen zu können.

Die Fähigkeit eines Menschen, angesichts widriger Lebensumstände gesund zu bleiben oder sogar eine neue Qualität von Gesundheit zu erlangen, ist trainier- und lernbar.

Die Säulen der Gesundheit stärken

Pacing bei Fatigue

Menschen, die nach einer COVID-19-Infektion unter anhaltenden Beschwerden leiden, beobachten Fatigue als eine der Hauptbeschwerden. Damit ist eine starke Erschöpfung gemeint, die auch durch Schlaf nicht auszugleichen ist.

Es ist dann besonders wichtig, auf die eigenen Grenzen zu achten, das Tempo selbst zu bestimmen. Dafür gibt es keine Regel, und man kann nicht von anderen auf sich selbst schließen. Loten Sie Ihre eigenen Grenzen und Möglichkeiten vorsichtig aus.

Bei der Therapie von Menschen mit chronischem Erschöpfungssyndrom arbeitet man mit Pacing. Pacing ist gezieltes Aktivitäts- und Energiemanagement zur Vermeidung von Zusammenbrüchen, sogenannten Crashs. Während man bei normaler Erschöpfung empfiehlt, sich zu bewegen, ist das bei chronisch erschöpften Menschen oft nicht möglich. Die Strategie lautet dann „Vermeidung“. Beim Pacing lernen Patientinnen und Patienten, ihr eigenes Tempo, ihre persönlichen Grenzen zu erkennen und rechtzeitig anzuhalten, um eine Pause zu machen.

Es kann die Beschwerden nicht heilen, erleichtert aber den Umgang mit ihnen und sorgt daher für mehr Lebensqualität.
Auf den folgenden Seiten schlagen wir weitere Maßnahmen vor, die Ihnen dabei helfen sollen, besser mit der Erschöpfung umzugehen. Sie haben sich bei den verschiedensten Erkrankungen zur Kräftigung bewährt und können als unspezifische Empfehlungen gewertet werden, die allgemein gesundheitsstärkend wirken.

Bewusst atmen

Egal, wo wir sind und was wir tun, egal, wie alt wir sind oder wie krank – wir atmen von der ersten bis zur letzten Minute unseres Lebens. Mit dem Atem versorgen wir uns mit Sauerstoff und Energie. Atmen ist Leben, und das Leben ist untrennbar mit dem Atem verbunden.
Durch bewusstes Atmen können wir einen positiven Einfluss auf unsere Gesundheit und unser Wohlbefinden ausüben. Von besonderer Bedeutung ist die Nasenatmung. Sie hat im Vergleich zur Mundatmung einen entscheidenden Vorteil in Bezug auf die Sauerstoffversorgung: Das Atmen durch die Nase führt zu einer um 10–15

Prozent höheren Sauerstoffsättigung des Blutes. Das bedeutet, unser Blut wird stärker mit Sauerstoff angereichert, und die Organe werden besser mit dem lebenswichtigen Luftgas versorgt. Der Grund hierfür ist das Stickstoffmonoxid (NO), das in den Nasennebenhöhlen gebildet und durch die Nasenatmung automatisch mit in die Lungen transportiert wird. In den Lungen fördert es die Durchblutung der Lungenbläschen, wodurch mehr Sauerstoff ins But aufgenommen und zu den Organen weitertransportiert wird.

Hier stellen wir eine allgemeine Übung vor. Auf die besondere Situation der Kurzatmigkeit wird im Beschwerdeteil noch weiter eingegangen.

Bewusste Atmung

Atmen Sie 5–10 Minuten bewusst tief ein und aus, am besten morgens und abends. Achten Sie dabei auf den natürlichen Atemrhythmus und lassen sich davon ganz von selbst in eine leichte Entspannung tragen.

Zählen Sie beim Atmen, das fokussiert den Geist und hält Sie vom Grübeln ab: Während des Einatmens zählen Sie langsam 1, 2, 3, 4, während des Ausatmens zählen Sie langsam rückwärts 4, 3, 2, 1. Einatmung 1, 2, 3, 4, Ausatmung 4, 3, 2, 1.

Versuchen Sie, den Rhythmus des Zählens an Ihre natürlich fließende Ein- und Ausatmung anzupassen. Versuchen Sie dann, mit dem Zählen etwa 10 Atemzüge zu verbinden.

Eine weitere allgemeine Übung ist Tuna, das Energie-Atmen aus dem Shaolin Qi Gong. Tûná ist die Kurzform von Tugú náxîn, was sinngemäß „das Alte abgeben und das Neue aufnehmen" bedeutet. Bei dieser Übung handelt es sich um eine der ältesten schriftlich erwähnten Atemtechniken Chinas, die zu den Shaolin-Kraftübungen zählt, weil durch diese Übung die Energiespeicher des Körpers sehr schnell aufgeladen werden. Gleichzeitig wird dabei während der Übung verbrauchtes Qi abgeleitet und die Ausleitung schädlicher Faktoren gefördert.

Die Stressregulierung und damit die immunstimulierende Wirkung wird vor allem durch die langsame Ausführung der Übung unterstützt. Regeneration und Aufbau körpereigener Reserven, insbesondere des Immunsystems, werden gefördert.

Tuna-Atmung

Legen Sie sich entspannt mit ausgestreckten Beinen auf den Rücken. Dabei liegen Ihre Füße in etwa hüftbreit parallel nebeneinander, die Fußspitzen zeigen nach oben. Legen Sie nun eine Hand auf das Brustbein und die andere auf den unteren Bauch. Alternativ können Sie Ihre Arme auch locker neben Ihren Körper legen. Beginnen Sie anschließend, mit dem Ausatmen Ihre Atemzüge zu zählen. Atmen Sie dabei durch die Nase. Bewegen Sie beim Einatmen Ihre Füße nach innen, bis sich Ihre großen Zehen berühren. Kehren Sie beim Ausatmen wieder in die parallele Fußstellung zurück. Ihre Atmung gibt Ihnen den Rhythmus vor. Versuchen Sie, diesen nicht zu beeinflussen.

Konzentrieren Sie sich darauf, beim Ausatmen alles loszulassen, was Sie gerade belastet. Beim Einatmen hingegen versuchen Sie, alles einzuatmen, was Ihnen guttut, z. B. Energie. Lassen Sie die Energie mit dem Ausatmen bis in Ihre Finger-, Zehen- und Haarspitzen fließen.

Vielleicht hilft Ihnen während der Übung die Vorstellung von wärmenden Sonnenstrahlen.

Führen Sie die Tuna-Atmung so lange durch, bis Sie sich entspannt und ausgeglichen fühlen. Diese Übung ist auch eine wunderbare Einschlafhilfe – und im Schlaf regeneriert ja bekanntlich unser Immunsystem.

Vollwertig ernähren

Das Darm-Mikrobiom stärken

Wir raten Ihnen für die Zeit der Rekonvaleszenz zu warmer, leichter und pflanzenbasierter Nahrung. Eine warme Küche erleichtert Ihrem Körper die Verdauungsarbeit. Vermeiden Sie vor allem eiskalte Getränke.

Eine pflanzenbasierte, ballaststoffreiche, vollwertige Ernährung, möglichst aus dem Bio-Lebensmittelbereich ist gleichzeitig für das Darm-Mikrobiom förderlich. Hier eignet sich beispielsweise die mediterrane Ernährung mit einer idealen Zusammensetzung gesunder Lebensmittel.

Insbesondere sollten Nahrungsmittel auf den Tisch kommen, die sekundäre Pflanzenstoffe mit antientzündlicher Wirkung enthalten. Rotes Fleisch wie z. B. Schweinefleisch mit einem hohen Gehalt an schädlicher Arachidonsäure sollte wegen der entzündungsfördernden Effekte möglichst selten verzehrt werden.

Ob man nun Fleisch und Fisch reduzieren, vegetarisch oder vegan leben soll, darüber gibt es verschiedene Ansichten. In der Traditionellen Chinesischen Medizin sind z. B. Kraftbrühen mit

Huhn oder Rind von besonderer Bedeutung für die Rekonvaleszenz.
Bemühen Sie sich in jedem Fall um eine ausgewogene, vielseitige Kost, und behandeln Sie weißes Mehl, Zucker, Kaffee, Süßigkeiten, aber auch Speck, Schinken etc. als Genussmittel, die selten gegessen werden. Essen Sie möglichst regelmäßig, und machen Sie Pausen zwischen den Mahlzeiten, damit Ihr Körper in Ruhe verdauen kann.

Auf die Konstitution achten

Interessanterweise wird in allen großen und bedeutenden traditionellen Systemen der Heilkunde neben allgemeinen Grundsätzen der Ernährung auch auf die persönliche Konstitution geachtet. Beispiele sind die vier Konstitutionen nach Kretschmer, die drei Typen im Ayurveda oder die fünf Elemente der TCM. Die „Eight Constitution Medicine" (ECM) ist eine aus Korea stammende neuere Strömung.
Auch Sie haben sicher schon selbst beobachtet, dass Ihnen etwas bekommt, was für andere eher belastend ist. Achten Sie gerade während der Rekonvaleszenz auf die individuelle Bekömmlichkeit von Nahrungsmitteln.

Durch eine typ- oder konstitutionsgerechte Ernährung kann der Einzelne gestärkt und stabilisiert werden.

Zink für die Abwehr

Unter den Mikronährstoffen ist Zink besonders interessant für die Abwehr. Zur Vorbeugung und während einer Infektion kann die Einnahme von täglich 10–25 mg Zink als Lutschtablette eingenommen werden. Das deutsche Bundesinstitut für Risikobewertung empfiehlt maximal 6,5 mg pro Tag, im Zweifelsfall können Sie den Zinkspiegel im Blut bestimmen lassen.

Eine zinkreiche Ernährung ist gerade in Zeiten, in denen man das Immunsystem stärken möchte, ratsam. Zinkreiche pflanzliche Lebensmittel sind Linsen, gelbe Erbsen, Weizenvollkorn, weiße Bohnen, Weizenkleie, Mais, Haferflocken, Kartoffeln, Nüsse, Brokkoli, Pilze, Spinat und Rosenkohl. Tierische Lebensmittel, die viel Zink enthalten, sind Eier, Milchprodukte, Fisch und Fleisch – vor allem Schalentiere und rotes Fleisch.

Hinweis: Schwarzer Tee und Kaffee hemmen die Zinkaufnahme.

Frühstück

Wir empfehlen für einen guten Start in den Tag ein warmes Frühstück, beispielsweise mit einem Getreidebrei mit gedünstetem Obst. In der Abteilung für Naturheilkunde und Integrative Medizin gibt es verschiedene bewährte und schmackhafte Breirezepte, die Kalorien und Energie liefern, ohne schwer im Magen zu liegen und zu belasten.

Frühstücksbrei (1 Portion)
4 EL Getreideflocken (z. B. Dinkel, Hafer, Hirse)
1 Portion Mandelmilch
2 Trockenfrüchte (Datteln, Feigen, Aprikosen)
etwas frisches Obst nach Saison (circa ½ Frucht)

Die Flocken zusammen mit den kleingeschnittenen Trockenfrüchten in der Mandelmilch aufkochen lassen, vom Herd nehmen, zugedeckt einige Minuten ausquellen lassen. Umrühren und z. B. mit Zimt, Vanille, Ahornsirup verfeinern. Das frische Obst zerkleinert unterheben.

Haferbrei mit Birnen (2 Portionen)
140 g Hafer
300 ml Kuhmilch, Reis- oder Hafermilch
1–2 Birnen (je nach Größe)
1 TL Zitronensaft, 1–2 TL Honig

Hafer schroten (alternativ im Laden schroten lassen oder Vollkorn-Haferflocken kaufen). Die Milch auf mittlerer Hitze erwärmen, bis sie fast kocht. Haferschrot einrühren und kurz aufkochen lassen. Den Topf schließen und bei schwacher Hitze wenige Minuten quellen lassen. Die Birnen (evtl. schälen) in größere Stücke schneiden, Zitrone und Honig zugeben, grob pürieren und unter den Getreidebrei mischen.

Getränke

Trinken Sie täglich möglichst 4–5 Gläser Wasser. Gut ist stilles Wasser aus dem Bioladen, aber hochwertiges oder gefiltertes Leitungswasser tut es auch. Geben Sie ein Minze- oder Melissenblatt in die Karaffe – oder auch Zitronen- oder Gurkenscheiben. Sie können erkennen, ob Sie genug trinken, wenn Sie Ihren Urin anschauen: Dunkler oder konzentrierter Urin heißt, dass Sie mehr trinken sollten.

Gut sind auch Kräutertees. Gemüsesäfte, Smoothies, ein Cappuccino oder Latte Macchiato sind eher eine Mahlzeit als ein Getränk.

Trinken Sie Kaffee, schwarzen Tee, grünen Tee bewusst – diese Getränke enthalten anregende Substanzen. Trinken Sie Alkohol nur in Maßen und meiden Sie Softdrinks.

Ausreichend und erholsam schlafen

Der Schlaf ist die Zeit der Erholung. Alle Körpersysteme regenerieren jetzt. Das bedeutet, dass es von besonderer Bedeutung ist, in Zeiten der Belastung und Regeneration für einen erholsamen Schlaf zu sorgen. Als wichtige Punkte einer guten Schlafhygiene gelten:

- Nicht zu spät nicht zu schwer essen, auch keine Rohkost, da sie abends oder über Nacht noch gären kann.
- Nicht zu spät ins Bett gehen.
- Nicht bis kurz vor dem Schlafengehen arbeiten, vor allem nicht mit elektronischen Geräten, oder fernsehen. Das so genannte „Blaulicht“, das von Fernseh- und Computerbildschirmen ausgeht, fördert die Aktivität.
- Elektrogeräte aus dem Schlafzimmer verbannen.
- Eine Schlafroutine aufbauen: durch regelmäßige Schlafzeiten oder kleine Rituale – einen Schlaftee, einen Gang um den Block usw.
- Nach 16 oder 17 Uhr keinen Kaffee oder Tee mehr trinken.
- Wenn möglich, Sport eher am Morgen oder Nachmittag als am Abend machen.

All diese Maßnahmen helfen dabei, den Schlaf zu stabilisieren. Kommt es dennoch zu Schlafstörungen, so lesen Sie bitte die Hinweise im Beschwerdeteil ab Seite 116.

Angemessen bewegen

Post-COVID geht häufig mit Erschöpfung einher und dem Erleben der eigenen körperlichen Grenzen. Auch junge Menschen stellen fest, dass sie im Anschluss an COVID-19 schnell an ihre Belastungsgrenzen kommen. Hier gilt es, auf der einen Seite allmählich die körperliche Fitness wieder aufzubauen, auf der anderen Seite sich nicht zu überfordern. Loten Sie also Ihre Belastungsgrenzen aus und übertreiben Sie nicht.
Es kann sinnvoll sein, sich für diese Zeit von einem Physiotherapeuten oder Fitness-Coach beraten zu lassen.

> Wenn Sie unter großer Erschöpfung oder einem chronischen Erschöpfungssyndrom leiden, gelten andere Regeln. Bitte sprechen Sie mit Ihrem Arzt darüber.

Bewegung in der Natur

Bewegung ist gut! Bewegung an der frischen Luft und bei Tageslicht ist noch besser – mäßig und regelmäßig!

Versuchen Sie, jeden Tag nach draußen zu gehen, einen kleinen Spaziergang zu machen – wenn möglich, in der Natur. In diesen unruhigen Zeiten hat die Natur, vor allem der Wald, einen beruhigenden, harmonisierenden Effekt. Konzentrieren Sie sich darauf, was Sie sehen, hören und riechen. 20–30 Minuten Spaziergang pro Tag sind optimal.

Gehen Sie bei Tageslicht nach draußen. Vitamin D wird in der Haut gebildet, wenn Sonnenlicht darauf trifft. Vitamin D stärkt das Immunsystem.

Vorsicht! Riskieren Sie keinen Sonnenbrand und bleiben bei sehr starker Hitze und in der Mittagszeit im Halbschatten.

Übungen zuhause

Machen Sie – abhängig von Ihren Belastungsgrenzen – einige Minuten am Tag Lockerungsübungen, Frühsport, Yoga, Tai Chi, Qi Gong etc. (was für Sie passt) am offenen Fenster, auf der

Terrasse, im Garten, wo immer es aktuell möglich ist. Optimal wäre eine tägliche Dauer von 15–30 Minuten.
Es gibt zahlreiche Videos im Internet mit genauen Erklärungen zu Kniebeugen, einfacher Morgengymnastik oder Yoga-Übungen. Informieren Sie sich vor Beginn der Übungen über die Einrichtung oder Person, die die Übungen zeigt. Meist gibt es Hinweise auf die Qualifikation auf der entsprechenden Website. Überanstrengen Sie sich nicht.

Die Uniambulanz Witten hat einige Videos zum Stressmanagement und andere Anleitungen, z. B. für einfache Yoga-Übungen, auf ihrem YouTube-Kanal bereitgestellt.

Entspannen und Stress abbauen

Angeleitete Kurse

Vielleicht haben Sie auch Lust, einen Kurs zu besuchen und sich damit selbst zu motivieren, regelmäßig ein Entspannungstraining durchzuführen, zu meditieren etc.
Es lohnt sich, „Schnupperstunden" wahrzunehmen und zu prüfen, ob Achtsamkeitsmeditation,

Qi Gong, Autogenes Training, Feldenkrais das Richtige ist.

Positive Gedanken – Eine Hinlenkung

Vermutlich machen Sie sich Sorgen und Gedanken, wie es weitergeht – mit Ihnen persönlich, mit Ihrer Gesundheit, mit den Ihnen nahestehenden Menschen.
Es ist nicht einfach, die Fragen, das Gedankenkreisen und Grübeln abzustellen. Aber versuchen Sie, sich zu disziplinieren und Ihre Gedanken ganz bewusst weg von den quälenden Fragen und hin zu etwas Positivem zu lenken. Dies ist nicht als Verdrängung oder Schönmalerei gedacht.
Fragen Sie sich ehrlich, wenn es Sie wieder einmal „erwischt“: Hilft mir dieser Gedanke? Wenn nein, richten Sie Ihre Aufmerksamkeit auf Positives – das hebt die Stimmung und stärkt die Widerstandskraft. Denken Sie daran, was Sie heute und in Zukunft Schönes machen werden, und worauf Sie sich freuen. Schaffen Sie innere Bilder von Kraftorten. Beschränken Sie die Zeitspanne, in der Sie sich mit den Informationen zur Krise beschäftigen.

Soziale Kontakte pflegen

Auch Liebe und soziale Kontakte sind zur Unterstützung der Gesundheit wichtig. Corona hat uns gezeigt, wie lebensnotwendig soziale Kontakte sind. Dies gilt besonders in der fragilen Situation nach einer durchgemachten Erkrankung. Nehmen Sie Kontakt zu den Menschen auf, die Ihnen wichtig sind. Tauschen Sie sich aus. Sprechen Sie aus, was Sie empfinden. Telefonieren und skypen Sie. Schreiben Sie Nachrichten und Briefe.

Nehmen Sie in der gegenwärtigen Situation auch Hilfe an. Lassen Sie andere für sich einkaufen, kochen oder einfach für Sie da sein.

Hilfe bei häufigen Beschwerden

Im folgenden Beschwerdeteil stellen wir erst Maßnahmen zur Rekonvaleszenz vor, danach sind die Beschwerden in einer alphabetischen Reihenfolge sortiert.

Erschöpfung vertreiben – Lebenskraft stärken

Nach vielen viralen Krankheiten zieht sich der Übergang vom Kranksein zur Gesundung, also die Zeit der Rekonvaleszenz, hin. Man ist von heute auf morgen krank, aber das Gesundwerden dauert.
Zunächst beobachten wir einen Rückgang einzelner Symptome, der Appetit kehrt zurück, aber die Müdigkeit bleibt. Erst nach und nach fühlen wir uns wieder fit und gesund.
Gerade in dieser ersten Zeit, wenn Fieber und heftige Symptome vergehen, sollten wir an unsere Lebenskraft denken, die es zu stärken gilt. Hierzu finden wir im Schatz der traditionellen Medizin viele einfache Maßnahmen, die Sie zuhause umsetzen können.

Aromatherapie bei Energiemangel

Eine Untersuchung aus den USA kam 2021 zum Ergebnis, dass Aromatherapie einen Beitrag zum Umgang mit Energiemangel und Erschöpfung leisten kann. Frauen mit postviraler Erschöpfung schnupperten zweimal am Tag für 14 Tage an einer Ätherisch-Öl-Mischung aus Thymian, Orange, Nelke und Weihrauch. Sie wurden dadurch vitaler, geistig wacher und lebensfroher.
Sie können eine Mischung selbst herstellen und direkt daran schnuppern oder die Öle in der Duftlampe vernebeln.

Warme Lebensmittel und Getränke

Essen Sie regelmäßig, warm und leicht. Belasten Sie den ohnehin strapazierten Organismus nicht durch kaltes, fettiges, falsch bzw. übertrieben gewürztes oder sehr spätes Essen.

Aromatisiertes warmes Wasser

Es ist für die Gesundheit generell gut, ausreichend zu trinken – über den Tag verteilt 4–5 Gläser 40–60 °C warmes Wasser. Im besten Fall hat das Wasser einige Minuten im Wasserkocher gekocht. Das Wasser versorgt Sie mit Sauerstoff und hilft bei der Ausscheidung und Entgiftung. Auch viele Stoffwechselvorgänge werden durch eine regelmäßige maßvolle Flüssigkeitszufuhr verbessert.

Bitte auf die Wasserqualität achten! Leitungswasser ist von Region zu Region verschieden und kann manchmal belastet sein. Auskunft über die Zusammensetzung des Leitungswassers können Sie beim örtlichen Anbieter erfragen.

Das abgekochte Wasser können Sie mit angestoßenen Kardamom-Kapseln, einem Stückchen Zimtrinde oder Ingwer, einer aufgeschnittenen Vanilleschote aromatisieren. Sehr schmackhaft und bekömmlich sind auch Fenchel-, Anis- und Kümmelfrüchte. Das leicht aromatisierte Wasser ist ein gutes Getränk zwischen heißem Wasser und Kräutertee, den man immer mit Bedacht einsetzen sollte, da er in hoher Dosierung eine arzneiliche Wirkung hat.

Kraftsuppen mit Huhn oder vegetarisch

In der Traditionellen Chinesischen Medizin werden lang gekochte Suppen in der Rekonvales-

zenz empfohlen. Bei Atemwegserkrankungen steht die Hühnersuppe im Vordergrund.
Die lang gekochte Hühnersuppe gehört zu den klassischen „Kraftsuppen“. Nicht nur in der chinesischen Kultur, auch im alten Ägypten wird der Einsatz bei Erkältungen berichtet, in der persischen Medizin wurde Hühnersuppe nach frischen Knochenbrüchen empfohlen, in der europäischen Medizin hat sie eine Tradition als „Wochensuppe“ – ein beliebtes Mitbringsel für frischgebackene Mütter. In den USA wird die Hühnersuppe als „Jewish penicillin“ bezeichnet, in Japan eine Hühnersuppe mit extra Hühnerfüßen gegen hohen Blutdruck getrunken. Gesichert ist:

- Die Suppe inklusive Gemüse hat einen leicht entzündungshemmenden und schleimhautabschwellenden Effekt.
- Hühnerfleisch enthält viel Zink. Zink unterstützt das Immunsystem.
- Hühnerfleisch enthält Cystein, ein Eiweißstoff, der entzündungshemmend wirkt.
- Je länger die Kochzeit, desto mehr werden Mineralien (vor allem Kalzium) aus den Knochen gelöst. Knochenbrühen gelten daher als besonders kraftspendend.

Für die lang gekochte Hühnersuppe wird ein frisches Suppenhuhn verwendet, das mit Suppengemüse und Gewürzen gekocht wird. Als Gewürze sind Thymian (antibakteriell), Rosmarin (kreislaufanregend), Ingwer (stoffwechselanregend), Bohnenkraut (aromatisch), Liebstöckel (Ausscheidung anregend), Lorbeerblatt (antibakteriell) bewährt. Die chinesische Medizin empfiehlt als Zutat außerdem eine Handvoll Walnüsse. Die Brühe wirkt kräftigend und antiinfektiös.

Kraftbrühe

1 frisches Huhn, 300–500 g Möhren, 1–2 Stangen Lauch, 300–500 g Sellerie

1 Bund Petersilie, weitere Gewürze wie z. B. Thymian, Rosmarin, Ingwer, Bohnenkraut, Liebstöckel, 1 Handvoll Walnüsse

Alle Zutaten in einem großen Topf mit 5–10 Litern Wasser zum Kochen bringen und auf kleinster Flamme mindestens 2 ½ Stunden köcheln lassen – je länger, desto besser – und gegebenenfalls Wasser nachgießen. In der letzten halben Stunde werden die Kräuter mitgekocht. Die Suppe abseihen, das Fleisch kann mitgegessen werden. Die Brühe leicht salzen.

Sie können die Kraftsuppe auch vegetarisch zubereiten. Die folgende Suppe wirkt stärkend, wärmend und energiespendend.

Kraftsuppe vegetarisch

500 g Möhren, 2 Stangen Lauch, 1 mittlere Sellerieknolle, 2 Petersilienwurzeln, 4 Kartoffeln, 4 Knoblauchzehen, 1 Zwiebel

1 Bund Petersilie, ein paar Wacholderbeeren, 2 Lorbeerblätter, je 2 Zweige Rosmarin und Thymian (oder je 1 gehäufter TL getrocknete Kräuter), ein kleines Stück Ingwer, 8 Pfefferkörner (optional: 10 rote chinesische Datteln, 1 Handvoll ganze Walnüsse)

Hinweis: Die Zutaten werden nicht zerkleinert.

2–3 Liter Wasser in einem großen Topf zum Kochen bringen. Das Gemüse waschen und bürsten, Knoblauch und Zwiebel schälen und alle Zutaten ganz und hintereinander in das kochende Wasser geben. Auf kleinster Flamme 2–4 Stunden köcheln lassen, die Kräuter erst in der letzten halben Stunde dazugeben. Die Suppe abgießen, leicht salzen.

Sie können die Brühe im Kühlschrank einige Tage aufbewahren und zu jeder Mahlzeit eine warme bzw. heiße Tasse vorweg trinken (nicht in der Mikrowelle erwärmen).

Aufwach- und Energiegetränke

Bei Antriebslosigkeit, innerer Kälte, depressiver Verstimmung, auch bei Verdauungsstörungen können Sie morgens einen stärkenden **Aufwachtee** trinken. Der Tee ist sehr würzig und kombiniert bekannte Küchengewürze mit der Pfefferminze: Majoran und Bohnenkraut wirken verdauungsfördernd und erwärmend, Rosmarinblätter kreislaufanregend, Melissenblätter sind angezeigt bei nervösen Beschwerden, die Pfefferminzblätter wirken erfrischend. Die Kräuter sind allgemein anregend und stärkend – mal eine ganz andere Methode, wach und frisch zu werden als mit der Tasse Kaffee!

Aufwachtee

Majorankraut, Bohnenkraut, Rosmarinblätter, Melissenblätter, Pfefferminzblätter zu gleichen Teilen mischen.

1 flachen EL Teemischung mit 1 großen Tasse kochendem Wasser überbrühen und zugedeckt 10 Minuten ziehen lassen, abseihen. Mehrmals täglich 1 Tasse trinken.

Angriffspunkt dieser eher ungewöhnlichen Teemischung ist nicht das Nervensystem, sondern

die Verdauung und der Stoffwechsel. Über eine sanfte Anregung und Erwärmung des Verdauungstraktes führt er zu einer Tonisierung des Gesamtorganismus.
Ein **arabischer Datteltee** ist reich an getrockneten Früchten und wärmenden Gewürzen, die energiespendend wirken.

Arabischer Datteltee
2–3 kleingeschnittene Datteln, 1 EL Rosinen, 1 EL Kokoschips, ¼ TL Zimt, 2 Scheiben frische Ingwerwurzel, Kardamom als zerdrückte Kapsel oder Pulver nach Geschmack, Milch oder pflanzliche Milch

Trockenobst und Gewürze in ½ Liter Wasser aufkochen und 5 Minuten ziehen lassen. ¼ Liter Milch bzw. Pflanzenmilch zugeben, kurz aufkochen, abseihen, nach Geschmack mit Honig süßen.

Aus dem indischen AYUSH-Ministerium kommt die Empfehlung, zur Immunstärkung einen **Gewürztee** aus indischem Basilikum (Tulsi), Zimt, schwarzem Pfeffer, Ingwer und Rosinen zu trinken.

Gewürztee – klassische Rezeptur
5 frische Tulsiblätter (frisch oder getrocknet), 3 cm Zimtstange, 5 Körner schwarzer Pfeffer, 5 kleine Stücke getrockneter Ingwer, 3 Rosinen

Zimt, schwarzen Pfeffer und Ingwer im Mörser fein mahlen. Rosinen und Gewürze in 150 ml Wasser aufkochen und 2–3 Minuten köcheln lassen. Abseihen und mit Rohrzucker und 1 TL Zitronensaft verfeinern. Möglichst heiß trinken.
Gegenanzeigen: Patienten mit Gastritis sollten vor einer Anwendung den Arzt fragen.

Golden Milk ist eine weitere Empfehlung des AYUSH-Ministeriums. Sie soll gegen Schlafstörungen, Erschöpfung, chronische und versteckte Entzündungen (silent inflammations) helfen.
Golden Milk lässt sich mit Hafer-, Soja- oder Mandelmilch auch gut vegan zubereiten. Hafer hat eine lange Tradition als schlafförderndes Getreide, Soja und Mandeln enthalten wie Milch die schlaffördernde Aminosäure L-Tryptophan.

Golden Milk
150 ml Vollmilch oder Pflanzenmilch
½ TL Kurkumapulver (Gelbwurz)

Die Milch erwärmen, nicht kochen, und Kurkuma einrühren. Nach Geschmack süßen. Pro Tag 1–2 Tassen in kleinen Schlucken trinken. Es wird empfohlen, eine Prise Pfeffer dazuzugeben.
Kurkuma sollte immer gleichzeitig mit Fett (und Piperin aus dem schwarzen Pfeffer) aufgenommen werden. Dies erhöht die Bioverfügbarkeit der Wirkstoffe.
Gegenanzeigen: Bei Verschluss der Gallenwege kein Kurkuma einnehmen!

Kneippsche Anwendungen

Kneippsche Anwendungen mit Wickeln und Güssen, Sauna, Wärme- und Kältereizen, Klima- und Luftkuren, Abbürsten etc. regen die Körperfunktionen an und härten ab.

Trockenbürsten

Trockenbürsten fördert die Durchblutung der Haut und steigert die Lymphzirkulation. Die Hautatmung und damit die Ausscheidung über die Haut wird verbessert.
Bürsten Sie den Körper, am besten morgens vor dem Waschen oder Duschen, mit einer hochwertigen Bürste oder einem Sisalhandschuh.

Bürsten Sie immer von außen nach innen, also von der Peripherie zum Rumpf, von herzfern nach herznah. Die Abbildung zeigt die Strichrichtungen beim Bürsten.

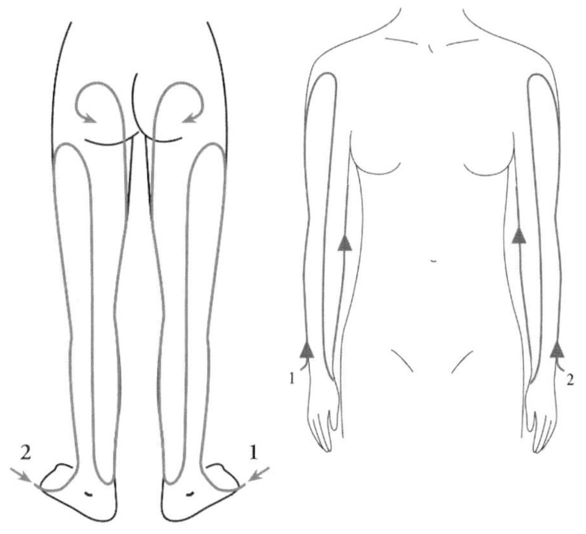

Trockenbürsten
Beim rechten Fuß beginnen und langsam zunächst außen, später innen, in langen Strichen mit leichtem Druck vom Fuß über den Unterschenkel bis zum Gesäß bürsten. Mit dem linken Bein wiederholen. Dann wird in Kreisen das Gesäß gebürstet.

Anschließend werden erst der rechte, dann der linke Arm gebürstet: von der Hand über den Unterarm und den Oberarm zur Schulter. Brust und Nacken werden wieder in kleinen Kreisen gebürstet.

Feuchtwarme Leberauflage

Müdigkeit ist der Schmerz der Leber, heißt es in der Naturheilkunde. Daher ist es sinnvoll, bei Erschöpfung die Leber in ihrer Arbeit zu unterstützen. Hinzukommt, dass Post-COVID-Patienten möglicherweise Medikamente erhalten haben, so dass eine Entgiftung sinnvoll ist.
Eine Leberauflage steigert die Durchblutung der Leber und damit ihre Funktionsfähigkeit.

Feuchtwarme Leberauflage
Eine möglichst TÜV-geprüfte Wärmflasche zur Hälfte mit warmem Wasser (aus der Leitung) füllen, Luft herausdrücken, auslaufsicher verschließen. Dann ein Geschirrtuch in warmes Wasser tauchen, auswringen (es soll noch eine Restfeuchte haben) und auf den rechten Rippenbogen legen.
Die Wärmflasche darauf platzieren und mit einem großen Frotteetuch (Badetuch) abdecken. Einwirkzeit 15–20 Minuten.

Die Leber ist unser wichtigstes Entgiftungsorgan. Sie produziert zudem die für die Fettverdauung erforderliche Gallenflüssigkeit. Wenn die Leber nicht richtig arbeitet, funktionieren die Verdauung, die Ausscheidung von Abfallstoffen und die gesamte Blutreinigung nicht richtig. Hinweise für eine Leberbelastung oder Leberfunktionsschwäche sind außer der anhaltenden Müdigkeit und Erschöpfung eine belegte Zunge, Augenringe, Blähbauch, Übergewicht und Mundgeruch.
Statt Wasser können Sie auch Schafgarbentee für die Tuchkompresse verwenden. Die Schafgarbe ist eine Heilpflanze, deren Inhaltsstoffe die Verdauung anregen. Ihre ätherischen Öle wirken über die Haut reflektorisch auf den Leberstoffwechsel.

Schafgarbentee
1 EL Schafgarbenkraut (Apotheke) mit ¼ Liter kochendem Wasser überbrühen, 10 Minuten zugedeckt ziehen lassen, abseihen.

Warmes Fußbad

Fußbäder können mehr, als Füße und Körper wohlig zu durchwärmen. Mit den richtigen Badezusätzen kann man Überreizung und Unruhe zurückfahren, der Erschöpfung entgegenwirken oder den Kreislauf anregen. Gute Badezusätze sind Meersalz oder Natron, die hautausleitend und entsäuernd wirken. Ein Schuss Apfelessig hat eine erfrischende Wirkung.

Sehr angenehm ist der Zusatz von Rosen- oder Wildrosenöl, den es als Badezusatz in gut sortierten Drogeriemärkten zu kaufen gibt.

Warmes Fußbad

Einen großen Eimer (z. B. Fensterputzeimer) oder eine Plastikwanne mit handwarmem Wasser füllen, so dass es etwa bis zur halben Wade reicht, und die Füße 10–15 Minuten darin baden.

Vorsicht mit zu warmem Wasser bei Krampfaderleiden und Nervenschäden an den Beinen (Polyneuropathie, z. B. Diabetes). 30 Grad sind hier genug!

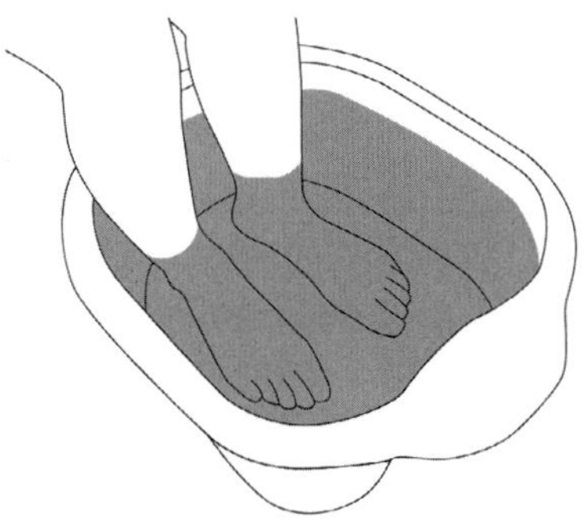

Ängste und Gedankenkreisen

Melissentee

Wohlschmeckend und heilsam in den Belastungszeiten ist die Melisse (*Melissa officinalis*). Sie ist als Heilpflanze immer dann von Bedeutung, wenn es um Stress und Anspannung geht und kann sogar die Denkleistung erhöhen.
Äußerlich wird die Melisse antiviral gegen Herpesviren eingesetzt. Der Tee wird innerlich bei nervös bedingten Beschwerden in Verbindung mit Ängsten, Gefühlen von Sorge, Stress und vegetativen Symptomen wie Herzklopfen, Kopfschmerzen, nervösen Magenschmerzen etc., außerdem bei Erschöpfung getrunken.

Melissentee
1 gestrichenen TL getrocknete Melissenblätter (Apothekenqualität) mit 1 Tasse kochendem Wasser (ca. 150 ml) übergießen und bedeckt 5–10 Minuten ziehen lassen, abseihen. Von frischer Melisse kann die doppelte Menge genommen werden. Mehrmals täglich 1 Tasse trinken.

Bryophyllum

Aus der anthroposophischen Medizin stammt die Nutzung der Keimzumpe, ein in den Tropen beheimatetes Dickblattgewächs. Die Pflanze aktiviert, ohne abhängig zu machen, einen Botenstoff im Gehirn, der angst- und stressauflösend wirkt. Dadurch wirkt sie beruhigend und schlaffördernd und wird bei akuten Angst- und Unruhezuständen sogar in der Palliativmedizin eingesetzt. Bei Schlafstörungen wird sie als anthroposophisches Arzneimittel unter dem Namen Bryophyllum 50 % (Pulver zum Einnehmen, gewonnen aus dem Presssaft) oder Bryophyllum Argento cultum D2 oder D3 (Weleda) als Tropfen oder Globuli eingenommen. Einnahme gemäß Packungsbeilage.

Ashwagandha

Die Schlafbeere (*Withania somnifera*), auch indischer Ginseng, Pferdewurzel oder Winterkirsche genannt, gehört im Ayurveda zu den gängigen Heilpflanzen und hat dort den schönen Namen Ashwagandha (Sanskrit für „Geruch des Pferdes"). Die indische Heilpflanze ist beinahe „omnipotent" bei vielen Beschwerden und Erkrankungen und kann deshalb auch als sehr hilfreich beim Post-COVID-Syndrom eingesetzt werden.

Die „Superpflanze" Ashwagandha ist wegen ihrer vielfältigen Eigenschaften beliebt: Sie wird bei Verstopfung, Stress, Merkfähigkeitsstörungen, Erkrankungen des rheumatischen Formenkreises, Erschöpfung, Nervosität, Verlust von Muskelenergie sowie senilen und generellen Hirnleistungsstörungen angewendet.

Sie ist Beruhigungsmittel und Tonikum, ihr werden lebensverlängernde und verjüngende Wirkungen zugeschrieben.

Ashwagandha ist ein sogenanntes Adaptogen, das sowohl dem Körper als auch dem Geist nützt, sowohl das Nervensystem als auch das Immunsystem stärkt, vor Stressfaktoren schützt und kognitive Funktionen verbessert.

Ashwagandha-Präparate erhalten Sie in der Apotheke. Einnahme bitte nur nach Rücksprache mit einem naturheilkundlichen Arzt oder Therapeuten.

Lavendel innerlich und äußerlich

Als „Allrounder" in stressigen Zeiten und vor allem bei anhaltendem Gedankenkreisen hat sich,

wenn man den Duft mag, das Lavendelöl bewährt.
Lavendel ist eine sehr bekannte Duftpflanze, deren Blüten in unterschiedlicher Weise appliziert werden: als Lavendelkissen in der Wäscheschublade, als Schlafkissen, das auch Lavendelblüten enthält, als ätherisches Öl oder pflanzliches Arzneimittel (Apotheke). Lavendelöl wirkt krampflösend, beruhigend und blutdrucksenkend. Es ist bei Nervosität, Anspannung, Angst und Schlafstörungen angezeigt. Das Öl wirkt vor allem ausgleichend.

Bei Lavendel auf Qualität und die Inhaltsstoffangabe achten. Zu verwenden ist Lavendel fein oder Lavendel extra (wilder Berglavendel).

Als einfache Anwendung geben Sie zwei Tropfen Lavendelöl in die Handinnenflächen, reiben sie aneinander und dann das Kopfkissen damit ein. Für unterwegs bietet sich ein Roll-on an.

Vorsicht: Bei Lavendelöl kann es zu paradoxen Reaktionen kommen, wenn die Dosierung des ätherischen Öls zu hoch ist.
Diese kann zu Schlaflosigkeit und Unruhe führen. Deshalb gilt hier besonders: „Weniger ist mehr!"

Bei Ein- und Durchschlafstörungen wird die Lavendel-Herzauflage angewendet. Sie lindert auch innere Unruhe, erhöhten Puls, Angst- und Panikattacken. Die Auflage wirkt beruhigend, schlaffördernd und angstlösend.

Lavendel-Herzauflage

Die Herzgegend mit 10 %igem Lavendelöl einreiben. Ein Geschirrtuch in kaltes Wasser tauchen, auswringen und auf DIN A4-Größe falten. Danach das nasse Geschirrtuch auf die linke Brust, den Bereich des Herzens, legen und mit einem Frotteetuch abdecken.

Bei Neigung zu starkem Frieren oder Frösteln kann diese Auflage auch als feuchtwarme Auflage mit warmem Wasser durchgeführt werden.

Anwendungsdauer: mindestens 30 Minuten

Tipp: Eine Alternative ist die Einreibung mit der Aurum/Lavandula comp. Creme (Weleda).

Appetitlosigkeit

Bitterstoffe

Bitterstoffe sind ein gutes Mittel, um den Appetit anzuregen und die Kräfte zu wecken. Nicht umsonst werden Bittermittel in der traditionellen Medizin als Stärkungsmittel und Tonika eingesetzt. Genießen Sie vor dem Essen ein appetitanregendes, bitteres Häppchen (z. B. etwas Chicorée- oder Radicchiosalat), oder gönnen Sie sich ein Getränk mit Bitterstoffen, z. B. einen Campari oder Cynar (in kleinen Mengen).
Das Bitter Elixier (WALA) enthält einen zuckrigen Auszug (Sirup) aus Enzian-, Ingwer- und Kalmuswurzel, Pfefferfrüchten und Wermutkraut. Es hat einen angenehm bitteren, aber nicht extremen Geschmack und dient der Anregung der Verdauung bei Appetitlosigkeit, Völlegefühl und Übelkeit.

Bitter Elixier – Einnahmeempfehlung
Soweit nicht anders verordnet, nehmen Erwachsene und Kinder ab 12 Jahren 1–3-mal täglich 1 EL Sirup unverdünnt oder mit Wasser verdünnt vor den Mahlzeiten ein.

Gegenanzeigen: Nicht bei Überempfindlichkeit gegen Ingwer und Pfeffer, Magen- und Darmgeschwüren, Schwangerschaft und Stillzeit einnehmen, bei Gallensteinleiden nur nach Rücksprache mit dem Arzt.

Ein weiteres empfehlenswertes Bittermittel sind die Bittertropfen Amara-Pascoe, die Auszüge von Chinarinde, Enzianwurzel, Pomeranzenschale und Zimtrinde enthalten. Die darin enthaltenen Bitterstoffe fördern Appetit, Speichelfluss, Sekretion von Magensäften und Fettverdauung.

Akupressur

In der Traditionellen Chinesischen Medizin wird die Stimulation eines Akupunkturpunktes mit Akupressur traditionell bei Appetitlosigkeit und Übelkeit eingesetzt: Perikard 6 (Neiguan Pc-6).

Perikard 6 befindet sich am Unterarm, zwei Daumenbreit oberhalb der Handgelenksfalte (siehe Abbildung). Der Punkt wird mit der anderen Hand behandelt.

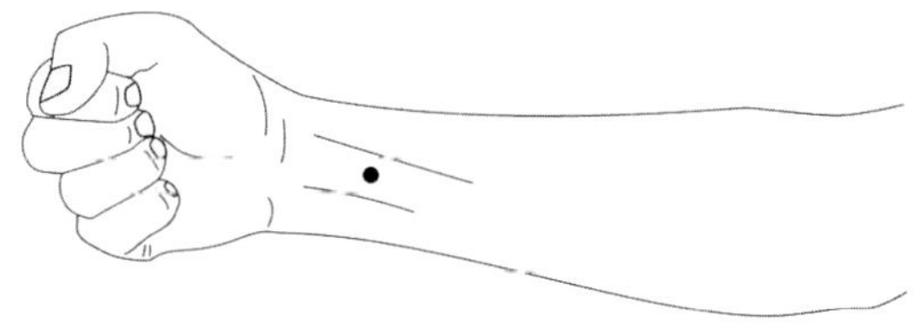

Akupressurtechnik
Legen Sie eine oder zwei Fingerkuppen auf den Akupunkturpunkt und massieren ihn mit kreisenden, rhythmischen Bewegungen für 1–2 Minuten.

Ein zweiter Punkt heißt „Dritter Weiler am Fuß" oder „Magen 36". Der Punkt wirkt regulierend, stützend und harmonisierend. Er wird eingesetzt bei Völlegefühl, Bauchschmerzen, stockender Verdauung, Gedunsenheit, Lähmungserscheinungen, Erschöpfung, Bluthochdruck und Benommenheit – und auch bei Ängsten.
Der Punkt befindet sich am Unterschenkel, einen Querfinger (Mittelfinger) seitlich der äußeren Schienbeinvorderkante in Höhe des Unterrandes des Schienbeinhöckers. Um den Punkt zu finden, legen Sie (im Sitzen) die Hand auf das Knie. Unterhalb der Kniescheibe befindet sich eine Mulde, darunter wieder ein Knochenvorsprung am oberen Schienbein. An diesem

Knochenvorsprung, dem Schienbeinhöcker, rutschen Sie außen das Schienbein einen Querfinger breit nach unten. Hier, in einer Vertiefung, liegt der „Dritte Weiler am Fuß“.

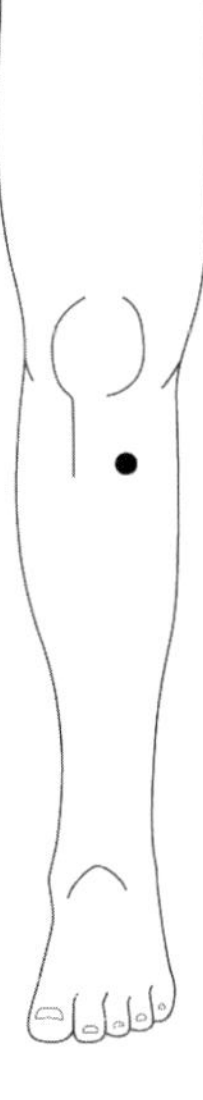

Akupressurtechnik
Legen Sie eine oder zwei Fingerkuppen auf den Akupunkturpunkt und massieren ihn mit kreisenden, rhythmischen Bewegungen für 1–2 Minuten.

Atemnot und Kurzatmigkeit

Achtung! Lungensymptome bei postviralen Syndromen müssen engmaschig ärztlich begleitet werden. Sehen Sie die folgenden Übungen als Unterstützung zu den Empfehlungen Ihres Arztes.

Atemübungen

Atemübungen sind allgemein stabilisierend und harmonisierend. Sie können aber auch gezielt gegen anhaltende Kurzatmigkeit eingesetzt werden. Empfehlenswert sind regelmäßige Übungseinheiten. Schon jeden Morgen und Abend 5–10 Minuten bewusst tief ein- und ausatmen ist eine hilfreiche Maßnahme.

Anleitungen für die bewusste Atmung und die Tuna-Atmung finden Sie in diesem Ratgeber ab Seite 45.

Kopfdampfbad mit Salz

Durch ein Kopfdampfbad mit Salz werden die Schleimhäute in den Atemwegen befeuchtet.

Kopfdampfbad mit Salz
Für die Inhalation werden pro Liter Wasser 9 g (ca. 2 gestrichene EL) Salz in eine Schüssel gegeben. Dies ergibt eine isotonische Kochsalzlösung, die die gleiche Konzentration hat wie das Blutplasma im Körperinneren. Das Salz wird mit heißem, nicht mehr kochenden Wasser übergossen. Die Temperatur wird vorsichtig getestet. Wenn angenehm, wird das Gesicht über die Schüssel gebeugt, der Kopf mit einem Handtuch abgedeckt und nun durch Mund und Nase vorsichtig eingeatmet.
Anwendungsdauer: 10–15 Minuten.

Bienenwachs-Brustauflage

Ein echter Geheimtipp in der Naturheilkunde sind Bienenwachsauflagen (Firma Wachswerk, www.wachswerk.de). Dabei handelt es sich um hauchdünne Wachsfolien, die vor dem Auflegen mit dem Föhn leicht erwärmt werden. Sie werden mit einer Schafwolle- oder Seidenauflage bedeckt und mit dem Schlafanzugoberteil oder einem enganliegenden T-Shirt fixiert. Die Bienenwachs-Brustauflage erzeugt eine tiefe, langanhaltende Durchwärmung.
Die Brustauflagen werden mit ätherischen Ölen versehen, um die Wirkung zu vertiefen. Eine

Auflage mit Thymianöl ist bei Husten geeignet, außerdem gibt es den VirusRescueWickel mit Cajeput, Grapefruit, Zeder, Melisse und Angelikawurzel gegen Begleiterscheinungen viraler Infekte.
Falls die ätherischen Öle Ihre Atemwege reizen, können Sie auf die puren Bienenwachsauflagen zurückgreifen. Die Anwendung erfolgt nach Packungsbeilage.

Vorsicht: Bei Verdacht auf Bienenallergie ein kleines Stückchen der Bienenwachs-Brustauflage abschneiden, auf den Unterarm kleben und dort für 24 Stunden belassen. Kommt es während dieser Zeit zu einer allergischen Hautreaktion in dem behandelten Bereich, sollte die Auflage nicht angewendet werden.

Spitzwegerich-Balsam

Spitzwegerich (*Plantago lanceolata*) ist eine Heilpflanze, die bei uns sehr verbreitet ist und am Wegesrand wächst – daher der Name.
Spitzwegerich enthält Schleim- und Gerbstoffe, Flavonoide, Kieselsäure, außerdem eine ganz besondere Inhaltsstoffgruppe, die in anderen Teedrogen so nicht vorkommt: die Iridoidglyko-

side, vorneweg das sogenannte Aucubin, das 2–2,5 % ausmacht. Spitzwegerich wirkt durch das Aucubin antibakteriell – das kommt bei den „Hustenpflanzen“ für Tees sonst vor allem beim Thymian vor. Die Schleime wirken reizlindernd im Rachenraum und in den oberen Atemwegen. Außerdem wirkt die Pflanze adstringierend, wundheilungsfördernd und entzündungsmindernd. Eingesetzt wird Spitzwegerich bei Katarrhen der Luftwege und entzündlichen Veränderungen der Mund- und Rachenschleimhaut.

Spitzwegerich kann als Tee getrunken werden, wir möchten hier jedoch vor allem eine Salbe empfehlen, die äußerlich aufgetragen wird, den Plantago Bronchialbalsam (WALA). Der Balsam wird 1–2-mal täglich auf Brust und Rücken eingerieben.

Brainfog

Brainfog – „Gehirnnebel" – ist ein bildlicher Ausdruck für einen Zustand bei dem man unter Konzentrationsstörungen, Vergesslichkeit, verlangsamtem Denken, Kopfschmerzen, aber auch Schwindel und Abgeschlagenheit leidet. Es handelt sich nicht um eine Krankheit, sondern um einen Sammelbegriff verschiedener Symptome.

Allgemeinmaßnahmen sind genug Schlaf, Sauerstoffzufuhr durch Bewegung, eine ausreichende Trinkmenge wie auch Pausen von der geistigen Arbeit oder der Arbeit am Bildschirm. Versuchen Sie, diese Verhaltensweisen umzusetzen und probieren Sie die folgenden Anwendungen aus.

Baldrian

Baldrian ist eine hochinteressante Heilpflanze. Sie wird typischerweise bei Unruhezuständen und nervös bedingten Schlafstörungen eingesetzt, wirkt beruhigend und schlaffördernd, gleichzeitig muskelentspannend und krampflösend. Studien weisen darüber hinaus auf eine bessere Tagesbefindlichkeit mit besserer Konzentrations- und Leistungsfähigkeit hin. Beim Baldrian ist eine angemessene Dosierung wichtig, denn bei dieser Arzneipflanze wurde eine sogenannte paradoxe Reaktion beobachtet: Niedrige Dosierungen regen eher an, für einen beruhigenden Effekt sind höhere Dosierungen notwendig. Am besten lassen Sie sich in der Apotheke beraten.

Ashwagandha

Ashwagandha, der bereits auf Seite 74 beschriebene „Tausendsassa" aus dem Ayurveda, ist auch bei Brainfog einen Versuch wert. Lassen Sie sich in der Apotheke, besser noch von einem ayurvedischen Behandler, beraten.

Ginkgo

Ginkgo ist eine Heilpflanze, deren Extrakte vor allem bei Durchblutungsstörungen im Gehirn, wie demenziellen Beschwerden oder Tinnitus, gut geprüft sind. Ginkgo ist immer dann interessant, wenn es um die Verbesserung der Gehirnfunktion geht.

Vor diesem Hintergrund ist Ginkgo auch bei Brainfog empfehlenswert. Gleichzeitig sollte auch dieses pflanzliche Medikament nicht in Eigenregie genommen werden, sondern nach Absprache mit dem Arzt.

Nattokinase

Nattokinase ist ein Enzym, das aus fermentiertem Soja gewonnen wird. In Japan gilt es als Allheilmittel, für unseren westeuropäischen Geschmack ist es gewöhnungsbedürftig.
Nattokinase wird bei uns vor allem als Blutverdünner eingesetzt. Einer japanischen Studie zufolge kann es auch beim Abbau von Spikeproteinen wirken. In der Post-COVID-Behandlung hat sich Nattokinase vor allem bei Brainfog bewährt.
Das Mittel gibt es in Pulver- oder Kapselform. Lassen Sie sich zu Anwendung und Dosierung in der Apotheke beraten.

Kalter Gesichtsguss

Ein kalter Gesichtsguss erfrischt und belebt. Zudem verbessert er die Durchblutung im Kopf: Zunächst werden die Blutgefäße durch den Kaltwasserreiz enggestellt. Als Reaktion auf den

Temperaturabfall strömt das Blut verstärkt zurück in den Kopf und bringt Sauerstoff.
Der Gesichtsguss wird mit einem drucklosen Wasserstrahl durchgeführt. Wenn Sie kein spezielles Gussrohr haben, können Sie den Duschkopf an der Badewanne oder Dusche abschrauben und nur den Duschschlauch verwenden. Der Strahl darf nicht hart sein, das Wasser sollte eher rinnen. Wenn auch dies schwierig umzusetzen ist, dann improvisieren Sie: Wenn Sie einen Duschkopf haben, der sich auf „Schwall" einstellen lässt, wählen Sie diese Einstellung, drehen aber nur wenig auf, so dass der Strahl sanft rinnt. Die Abbildung zeigt die Gussrichtung.

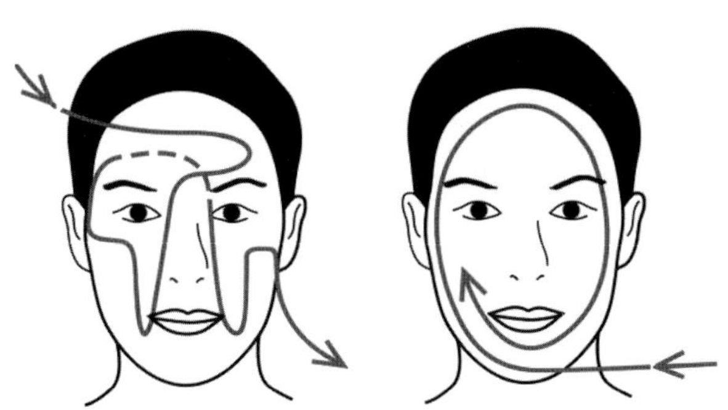

Kalter Gesichtsguss

Beugen Sie sich über die Badewanne, Dusche oder das Waschbecken und schließen Sie die Augen. Beginnen Sie an der rechten Stirnseite mit dem (wirklich ganz schwach eingestellten) Wasserstrahl zu gießen, von dort quer über die Stirn nach links, dann schräg nach rechts unten neben der Nase abwärts bis zum Unterkiefer, wieder aufwärts über die rechte Wange bis zur Stirn, von dort jetzt schräg nach links unten, am linken Nasenflügel vorbei abwärts bis zum Unterkiefer und über die linke Wange wieder hoch zur Stirn.

Halten Sie dann den Strahl für ein paar Sekunden auf die geschlossenen Augen. Zum Abschluss können Sie das Gesicht 2–3-mal umkreisen.

Während der Anwendung regelmäßig, möglichst durch die Nase, atmen. Nach dem Guss leicht abtrocknen.

Akupressur von Du 20

Der Punkt Du 20 gehört zu einem Meridian („Leitbahn der Steuerung“), der genau auf der Mittellinie des Körpers verläuft. Er beginnt auf der Mitte der Oberlippe, verläuft dann über die Nase, die Mitte der Stirn, die Mitte des Kopfes und dann mittig die Wirbelsäule gerade herunter bis zur Spitze des Steißbeins.

Du 20 wird behandelt bei Kopfschmerzen, Benommenheit, Schlaganfall mit Sprachstörungen, Kiefersperre, Halbseitenlähmung, Ohnmachtsanfällen, Tinnitus und Gleichgewichtsstörungen. Er liegt auf dem Kreuzungspunkt einer gedachten Verbindungslinie zwischen beiden Ohrspitzen und der Schädeldachmittellinie (siehe Abbildung).

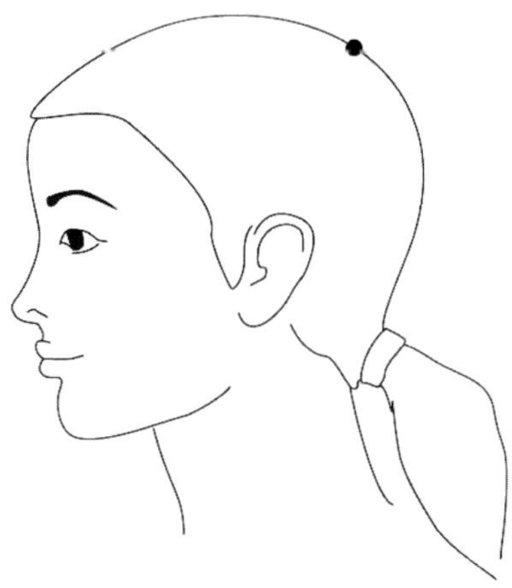

Akupressurtechnik

Legen Sie eine oder zwei Fingerkuppen auf den Akupunkturpunkt und massieren ihn mit kreisenden, rhythmischen Bewegungen für 1–2 Minuten.

Brustschmerzen

Ingwer-Brustauflage

Ingwerauflagen sind hautreizend. Durch die Scharfstoffe wird die Haut stärker durchblutet, der Stoffwechsel wird angeregt, Atmung und Kreislauf werden aktiviert. Im Brustbereich wirkt die Auflage schleimlösend. Sie wird bei Erschöpfung und zur Rekonvaleszenz, bei Frösteln, Husten und Bronchitis sowie bei Muskelverspannungen und -schmerzen eingesetzt.

Ingwer-Brustauflage
1 Mullkompresse, 2 EL getrocknetes Ingwerpulver (gemahlener Ingwerwurzelstock) oder feingeraspelte frische Ingwerwurzel, Schüssel, Geschirrtuch, Frotteetuch

Ingwerpulver oder geriebene Wurzel mit 150 ml heißem Wasser übergießen und 5–10 Minuten zugedeckt ziehen lassen, dann in eine Schüssel abseihen. Das Geschirrhandtuch zusammenrollen und in die Schüssel mit dem Ingweraufguss legen. Mit heißem Wasser übergießen, bis das Geschirrtuch vollgesogen ist, dann kräftig auswringen (evtl. gegen die Hitze Haushaltshandschuhe anziehen).

Das Tuch auf etwa DIN A4-Größe auseinanderfalten, prüfen, ob es nicht zu heiß ist und vorsichtig auf die Brust legen. Mit einem Frotteetuch abdecken.
Die Anwendungsdauer ist 5 bis maximal 10 Minuten. Nach Abnahme der Auflage die Haut mit lauwarmem Wasser abwaschen und abtrocknen. Es kann eine leichte Rötung auftreten. Zur Pflege der gereizten Haut bietet sich ein neutrales Pflanzenöl an.
Gegenanzeigen: Die Ingwerauflage nicht bei Allergie oder Unverträglichkeit gegen Ingwer, bei Verletzungen oder Ausschlag im Auflagenbereich, Bluthochdruck und Sensibilitätsstörungen anwenden. Keine Anwendung bei Kindern unter 12 Jahren!

Akupressur von KG 17

Der Punkt KG 17 liegt in der Mitte des Brustbeins auf der Höhe der Brustwarzen (beim Mann) unter dem vierten Rippenbogen. Eine Behandlung des Punktes reguliert das Qi, vertieft die Atmung und bringt den aufgeregten Puls ins Gleichgewicht. KG 17 wird bei Husten, Atemnot, Asthma, Schmerzen im Brustbereich, Beklemmung und Engegefühl stimuliert.

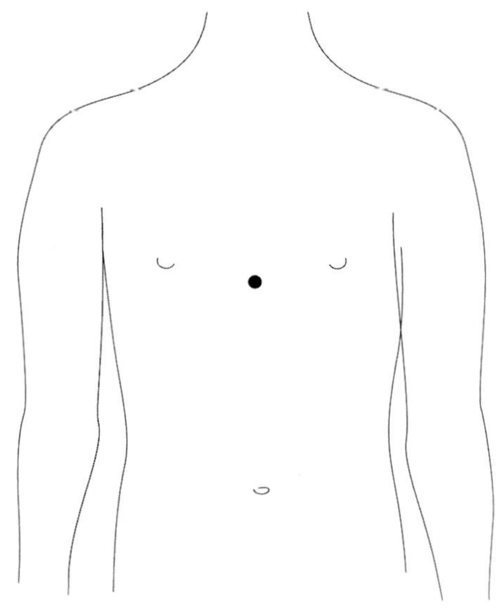

Akupressurtechnik
Legen Sie eine oder zwei Fingerkuppen auf den Akupunkturpunkt und massieren ihn mit kreisenden, rhythmischen Bewegungen für 1–2 Minuten.

Darmbeschwerden und Durchfall

Es gibt einen interessanten Zusammenhang zwischen einer COVID-Erkrankung und Problemen im Magen-Darmbereich. So klagen COVID-Patienten häufig über Appetitmangel und Durchfall. Auch an Übelkeit leidet jeder Vierte. Bei 20 Prozent aller Patienten dominierten die Magen-Darmsymptome sogar das Beschwerdebild. Häufig waren sie die erste Manifestation der Erkrankung.

Patienten mit Magen-Darmbeschwerden leiden häufiger als andere unter einem Verlust des Geschmacks- oder Geruchssinns und sind häufiger von Fatigue, Muskel- und Halsschmerzen betroffen.

Ursächlich kann eine Schädigung der Schleimhaut und eine Entzündungsreaktion sein, die nicht nur die Atemwege, sondern auch den Darm betrifft. Diese Symptome dauern auch nach Abklingen der akuten Symptomatik oft an.

Essen und Trinken

Machen Sie es Ihrem Darm leicht: Verzichten Sie auf sehr kalte, fettige, scharfe oder übertrieben

gewürzte Speisen. Essen Sie Speisen, die zimmer- oder körperwarm sind.
Sorgen Sie für eine ausreichende Flüssigkeitszufuhr. Trinken Sie warmes Wasser, Gemüsebrühe und Tee, vor allem milde Kräutertees wie Fencheltee.

Heilerde

Heilerde ist für die innerliche Anwendung geeigneter Löss. Unter dem Markennamen „Luvos Heilerde“ ist er im Handel erhältlich. Mittlerweile gibt es auch weitere Anbieter anders zusammengesetzter Heilerden.
Heilerde wird innerlich und äußerlich angewendet. Ihre Wirkung beruht auf der Fähigkeit, Gifte, Schadstoffe und Bakterien zu binden. Das hohe Bindungsvermögen für Gifte oder Bakterientoxine (Ausscheidungsprodukte von Bakterien) rührt einerseits daher, dass fein gepulverte Erde eine unwahrscheinlich große Oberfläche hat – die Fläche von einem Teelöffel Heilerde entspricht etwa sechs Quadratmetern! Heilerde enthält viele Ionen, d. h. polare Teilchen, an die sich andere Stoffe wie an einen Magneten sehr leicht

anheften (Adsorption) und kann zudem Stoffe in ihrem Inneren aufnehmen (Absorption).
Heilerde enthält eine Vielzahl von Mineralstoffen, darunter Kalzium, Kalium, Magnesium, Silizium, Eisen und Natrium. Der Gehalt an Aluminium, der einen negativen Einfluss auf die Gesundheit hat, spielt – bei Einnahme in vernünftigen Maßen – keine bedeutende Rolle.
Die reinigende und bindende Wirkung der Heilerde wird unmittelbar bei Gastritis, Reizmagen, Reizdarm, Verstopfung und Durchfall (ähnlich wie Kohle) genutzt.

Heilerde – Anwendungsempfehlung

Für die innerliche Einnahme von Heilerde ½–2 TL Heilerde (Luvos ultrafein, mikrofein oder magenfein) in ein Glas geben, mit 125 ml Flüssigkeit (Wasser, Kräutertee) „aufschwemmen" (anrühren) und am besten morgens ½–1 Stunde vor dem Frühstück einnehmen.
Bei akuten Beschwerden kann die Dosis gesteigert werden, sollte aber 5 gehäufte TL täglich nicht übersteigen. Mittlerweile gibt es Heilerde auch als Portionsbeutel, Kapseln oder Granulat.

Pfefferminze und Kamille

Pfefferminztee

Pfefferminztee wird aus den Blättern der Pfefferminze (*Mentha piperita*) hergestellt. Er enthält vorrangig ätherisches Öl, dessen wichtigster Inhaltsstoff das Menthol ist. Das ätherische Öl wirkt krampflösend auf die Muskulatur des Verdauungstraktes, den Gallenfluss anregend und verdauungsfördernd, antibakteriell, desinfizierend und brechreizlindernd. Besonders geeignet ist Pfefferminztee bei Übelkeit und Erbrechen mit Krämpfen.

Das in Pfefferminzblättern enthaltene Menthol hat einen subjektiv kühlenden Effekt. Daher sollte Pfefferminztee nicht getrunken werden, wenn einem diese Eigenschaft eher unangenehm ist bzw., wenn man ohnehin friert oder fröstelt.

Gegenanzeigen: Bei Magenschleimhautentzündung sollte man vorsichtig sein, bei Gallenwegserkrankungen bitte ganz auf Pfefferminztee verzichten. Keine Anwendung während einer homöopathischen Behandlung! Wegen des Menthols kein Pfefferminztee für Babys und Kleinkinder!

Kamillentee

Kamillentee wirkt im Gegensatz zur Pfefferminze eher wärmend. Der Tee aus den feinen Blüten der Kamille (*Matricaria recutita*) enthält zwar auch ätherische Öle, daneben aber weitere Inhaltsstoffe wie Farbstoffe und Schleime. Die ätherischen Öle wirken Infektionen, Entzündungen und Krämpfen entgegen, die Schleime wirken reizlindernd, die gelben Farbstoffe (Flavonoide) wundheilungsfördernd. Damit liegt eine günstige Mischung für Beschwerden vor, die mit Krämpfen, Schmerzen, Verletzungen der Schleimhaut und Entzündungen einhergehen.

Gegenanzeigen: Keinen Kamillentee trinken, wenn Sie unter einer Allergie auf Kamillenblüten oder andere Pflanzen aus der gleichen Heilpflanzenfamilie (Korbblütler, z. B. Gänseblümchen, Sonnenhut, Arnika, Ringelblumen, Schafgarbe etc.) leiden.

Zubereitung von Tee

Tees sollten verschlossen und dunkel aufbewahrt werden und sollten nicht länger lagern als auf dem Verfallsdatum angegeben. Verwenden Sie möglichst keine Teebeutel.

Von der Kamille werden nur die Blüten arzneilich verwendet, viele Teebeutel minderer Qualität enthalten jedoch auch Blätter oder sind mit der Hundskamille verfälscht, was zu allergischen Reaktionen führen kann.
Grundsätzlich handelt es sich bei den genannten Drogen um Pflanzen, deren Wirksamkeit massiv von Anbau, Ernte, Trocknung und Lagerungsdauer abhängt. Dies spricht eindeutig für kontrollierte Ware aus der Apotheke. Wenn Sie aus praktischen Gründen Teebeutel kaufen möchten, bevorzugen Sie einzeln verpackte oder gar verschweißte Beutel arzneilicher Qualität.

Zubereitung: 1 gehäuften TL auf eine große Tasse Wasser (200 ml) geben, 8–10 Minuten zugedeckt ziehen lassen. Wenn der Tee zu stark ist, Ziehzeit oder Teemenge („Drogenmenge“) reduzieren. Heilkräutertees sollten schluckweise getrunken werden, möglichst nicht zu den Mahlzeiten.

Heidelbeermuttersaft

Nehmen Sie vor dem Essen Heidelbeermuttersaft oder getrocknete Heidelbeeren (5–8 Beeren) ein. Heidelbeerfrüchte enthalten Gerbstoffe, die bei Durchfall dafür sorgen, dass die durchlässige

Darmschleimhaut etwas abgedichtet wird. Die Farbstoffe wirken günstig auf die Gefäße und die Sauerstoffversorgung. Im Gegensatz zu den getrockneten wirken die frischen Heidelbeeren abführend!

Myrrhinil-Intest und medizinische Kohle

An Myrrhinil Intest ist bei einer entzündeten Darmschleimhaut und/oder Durchfall zu denken. Myrrhinil-Intest® ist ein naturheilkundliches Präparat, das die entzündungshemmende Kamille, die Myrrhe und die adsorbierende (stuhlfestigende) Kaffeekohle kombiniert. Bitte besprechen Sie die Anwendung und Dosierung mit Ihrem behandelnden Arzt.
Die Kaffeekohle wirkt leicht kreislaufanregend und darmreinigend. Auch bei durch Vergiftungen bedingten Magen-Darmentzündungen leistet sie gute Dienste.

Probiotika

Chinas staatliche Gesundheitskommission empfiehlt die Verwendung von Probiotika („lebende"

Mikroorganismen für den Verdauungstrakt) zur Behandlung von COVID-19-Patienten.

Es handelt sich überwiegend um bestimmte Bakterien, die Ballaststoffe abbauen und daraus kurzkettige Fettsäuren bilden. Diese wiederum wirken antientzündlich und stärken die Darmbarriere. Sie werden durch eine ballaststoffreiche Ernährung mit reichlich Gemüse, Hülsenfrüchten und Vollkornprodukten gefördert.

Einen wissenschaftlichen Nachweis gibt es dafür noch keinen. Eine Stuhlfloraanalyse kann hier im Einzelfall wichtige Hinweise liefern.

Okoubaka

Okoubaka ist ein homöopathisches Arzneimittel. Es wird immer dann eingesetzt, wenn sich eine Erkrankung und/oder Behandlung auf den Magen-Darmtrakt niederschlägt, wenn es also zu Vergiftungssymptomen im weitesten Sinne kommt. Okoubaka wird vorrangig in niedrigen Potenzen (D2, D3, D4) eingesetzt und nimmt damit eine gewisse Zwischenstellung zwischen der Phytotherapie und der Homöopathie ein. Man spricht hier auch von Niedrigdosis-Phytotherapie.

Die wichtigsten Anwendungsgebiete sind Lebensmittelvergiftungen, Vergiftungserscheinungen nach Infektionskrankheiten (vermutlich auch nach COVID-19), Tropenkrankheiten (auch Nachsorge) oder Nikotinvergiftung mit Auswirkung auf den Magen-Darmtrakt.

Dosierung und Anwendung von Okoubaka
Bei einem akuten Magen-Darminfekt bis zu stündlich eine Tablette Okoubaka D3 im Mund zergehen lassen. Sobald Besserung eintritt, mit der Einnahme aussetzen.
Bei Wiederauftreten von Beschwerden gegebenenfalls 3 Tabletten Okoubaka D3 in einer Tasse Wasser auflösen und von dieser Mischung stündlich 1 TL einnehmen, bis Besserung eintritt. Wenn trotz Einnahme keine Besserung zu beobachten ist oder starke Allgemeinbeschwerden auftreten, ärztlichen Rat einholen. Bei Laktoseintoleranz Globuli oder Tropfen verwenden (5–10 Globuli/Tropfen entsprechen 1 Tablette).
Achtung: Keine Daueranwendung!

Gelenk- und Gliederschmerzen

Gelenk- und Gliederschmerzen, die akut auftreten oder anhalten, kann man mit sanften Massagen lindern. Empfehlenswert sind bestimmte Öle, aber auch Auflagen mit Quark oder Kohl.

Solum Öl

Solum Öl (WALA) besteht aus Hochmoorextrakt, Lavendel, Ackerschachtelhalm und Rosskastanie. Das Öl vermindert die Anfälligkeit für Kälte und Wetterfühligkeit, hilft damit insbesondere bei rheumatischen Schmerzen, Schmerzen der Knochen und Wirbelsäule und der Nerven. Es ist vor allem gegen Schmerzen bei Wetterumschlag und nasskaltem Wetter bzw. bei Beschwerden, die durch Nässe und Kälte schlechter werden, angezeigt. Das Öl wird mehrmals am Tag in die schmerzenden Regionen sanft einmassiert.

Aconit Schmerzöl

Aconit Schmerzöl (WALA) enthält mit dem Sturmhut (*Aconitum napellus*) in hoher Verdünnung eine Giftpflanze, die eine starke Wirkung auf die Nerven hat. Es wirkt durchblutungsfördernd und lindert Muskel- und Nervenschmerzen. Das Öl wird mehrmals am Tag in die schmerzenden Regionen sanft einmassiert.

Quarkauflage

Eine Quarkauflage wirkt kühlend, lindert Gelenkschmerzen und unterstützt die Abschwellung.

Quarkauflage
Ca. 2–3 EL zimmerwarmen Quark (Fettstufe unerheblich) auf eine Kompresse (oder ein Herrentaschentuch) streichen und ein Päckchen falten, das etwa so breit und lang ist wie die Auflagestelle. Anlegen und mit einem Schal oder Handtuch fixieren. Nach der Behandlung die Haut trockentupfen und nachruhen.
Maximal 20 Minuten anwenden und spätestens abnehmen, wenn der Quark eintrocknet oder die Auflage unangenehm ist.
Gegenanzeigen: Nicht bei Milcheiweiß-Kontaktallergie anwenden!

Nadelreizmatte

Die Anwendung der Nadelreizmatte kann zu einer Verringerung der Schmerzen führen und ist vor allem für die akute Schmerzbehandlung sinnvoll.
Die Nadelreizmatte gibt es in verschiedenen Ausführungen aus Plastik oder Stoff. Allen gemeinsam sind zahlreiche kleine Plastikpyramiden mit leicht abgerundeten Spitzen, die fest angebracht sind.
Bei Rücken- oder Nackenschmerzen wird empfohlen, sich mit dem schmerzenden Bereich auf die Matte zu legen. Zudem soll die Matte auch bei Verspannungen und Kopfschmerzen helfen. Sie kann bei akuten und chronischen Beschwerden gleichermaßen eingesetzt werden.

Gegenanzeigen: Keine Anwendung bei empfindlicher Haut, frischen Verletzungen oder Narben, bei Sonnenbrand oder Entzündungen der Haut.

Vor der Anwendung auf dem Rücken wird oft empfohlen, sich für eine Minute mit den Füßen auf die Matte zu stellen (bei Schmerzen im unteren Rücken) oder die Handinnenflächen fest gegen die Matte zu pressen (bei Nackenschmer-

zen). Danach wird die Matte auf eine feste Unterlage gelegt, ein normales Kissen ist eventuell zu weich. Der Körper wird langsam auf der Matte abgelegt, so dass auch der schmerzende Bereich darauf zum Liegen kommt.
Die Anwendung ist anfangs oft schmerzhaft. Versuchen Sie, ruhig und langsam zu atmen, nach ca. 30 Sekunden sollte der Schmerz vergehen und sich ein angenehmes Wärmegefühl an dieser Stelle ausbreiten. Die Anwendung kann für 15–30 Minuten durchgeführt werden, manche Nutzer schlafen auf den Matten auch ein.

Arnikaöl bei Muskelschmerzen

Bei Muskelschmerzen eignet sich Arnika-Massageöl (Weleda). Arnika verbessert die Durchblutung und fördert dadurch den Stoffwechsel. Das Öl wird sanft in die schmerzhaften Regionen einmassiert.

Bienenwachsauflagen

Auch zur Behandlung von Muskel- und Gelenkschmerzen sind Bienenwachsauflagen eine sinnvolle Maßnahme, z. B. JohannisÖlWickel von Wachswerk.

Geschmacks- und Geruchsstörungen

Ein Verlust des Geschmacks- und Geruchssinnes ist bei COVID-19-Patienten relativ häufig und hält auch nach Abklingen der akuten Symptomatik oft noch an. Ganz allgemein sollten Sie in dieser Zeit versuchen, die Speisen geruchsarm zuzubereiten und auf starke Gewürze zu verzichten. Gleichzeitig können Sie jedoch gezielt die Geschmacksnerven stimulieren, beispielsweise mit zimthaltigen Speisen.

Mundhygiene

Betreiben Sie eine gute Mundhygiene, z. B. mit Extrakten aus Ratanhiawurzel. Sie ist z. B. im Ratanhia Mundwasser der Firma Weleda enthalten.

Das REPHA-OS® Mundspray enthält Extrakte aus dem Tormentillwurzelstock, der Ratanhiawurzel und der Myrrhe sowie ätherische Öle von Pfefferminze, Eukalyptus, Gewürznelke und Anis. Das Spray wirkt reizmindernd, kühlend und pflegend.

Eine gute Form der Mundhygiene sind auch Spülungen mit dem verdünnten Öl von Koriander

(*Coriandrum sativum*). Das Öl hat eine nachgewiesene antibakterielle Wirkung.

Achtung! Liegt ein Pilzbefall vor, muss dieser vom Arzt behandelt werden.

Ölziehen

Stärken Sie die Schleimhäute in Mund und Rachen. Dafür eignet sich das Ölziehen.
Das Ziehen, Kauen oder Spülen mit Sonnenblumenöl stammt vermutlich aus der ukrainischen Volksmedizin.

Ölziehen
1 TL bis 1 EL Sonnenblumenöl (oder ein anderes reines Pflanzenöl) im Mund für ca. 10–15 Minuten durch die Zähne saugen bzw. ziehen. Das Öl emulgiert mit der Zeit, es wird weißlich und dünnflüssig. Nach dem Ausspucken den Mund gründlich mit Wasser ausspülen.

Die Spülung wird am besten morgens vor dem Frühstück vorgenommen. Wenn man das nicht schafft, ist es immer noch besser, im Laufe des Tages oder abends die Anwendung durchzuführen als gar nicht.

Das Öl kann als Fett zunächst die fettlöslichen Erreger und ihre Stoffwechselprodukte binden. Durch die Bewegung des Öls werden Zähne und Zahnfleisch einschließlich Zahnfleischtaschen mechanisch gespült. Daneben verwandelt sich das Öl allmählich in eine Emulsion, ein Wasser-Fettgemisch. Nun ist es in der Lage, auch wasserlösliche Erreger, deren Stoffwechselprodukte und andere Gifte zu binden und entgiftet somit auf zweifache Weise. Zudem werden vermutlich die Speicheldrüsen in ihrer Tätigkeit angeregt, was ebenfalls zu einer verstärkten Reinigung des Mundraumes beiträgt.

Aromatherapie

Durch die Virusinfektion verursachte Geruchsstörungen verschwinden bei einem Großteil der Patienten von selbst. Es ist aber sinnvoll, frühzeitig mit einem sogenannten Riechtrainig zu beginnen, mit dem die Riechrezeptoren wieder angeregt werden sollen. Für das Training geeignete Düfte sind z. B. Zitrone, Eukalyptus oder Gewürznelke.

Schnuppern Sie mehrmals täglich einzeln an den Düften und versuchen Sie, den Geruch zu erinnern und wahrzunehmen.

Husten

Achtung! Generell sollte die Einnahme von Hustensäften oder anderen Arzneimitteln mit dem Arzt besprochen werden.

Spitzwegerich-Globuli

Husten ist ein Symptom, das nach Infekten häufig hartnäckig anhält. Manche Präparate, die im Normalfall eingesetzt werden – z. B. aus Pflanzen mit ätherischen Ölen wie Thymian oder Eukalyptus – sind nun möglicherweise zu scharf und reizen die Atemwege zu stark. Dies ist sicherlich auch vom Einzelfall abhängig.
Wir haben hier mit den Spitzwegerich-Globuli ein sehr sanftes Mittel aufgeführt, das für die Selbstbehandlung geeignet ist.
Bronchi Plantago Globuli velati (WALA) sind potenzierte Arzneimittel aus der anthroposophischen Medizin. Sie sind für Säuglinge, Kinder und Erwachsene geeignet und werden bei akuter, aber auch bei chronischer Bronchitis eingesetzt, lindern anhaltenden Hustenreiz und fördern die Schleimlösung. Namensgebender Bestandteil ist der Spitzwegerich (*Plantago lanceolata*). Anwendung nach Packungsbeilage.

Akupressur von KG 17

Auch bei Husten ist der bereits beschriebene Punkt KG 17 in der Mitte des Brustbeins angezeigt (siehe Seite 94). Eine Behandlung des Punktes reguliert das Qi, vertieft die Atmung und bringt den aufgeregten Puls ins Gleichgewicht. KG 17 wird bei Husten, Atemnot, Asthma, Schmerzen im Brustbereich, Beklemmung und Engegefühl stimuliert.

Kopfschmerzen

Pfefferminzöl

Die Pfefferminze (*Mentha piperita*) ist eine bekannte Heilpflanze. Bei Kopfschmerzen wird das Pfefferminzöl verwendet (z. B. EUMINZ-Lösung).

> **Gegenanzeigen:** Pfefferminzöl darf nicht bei Babys, Kleinkindern und Menschen mit Asthma angewendet werden.

Wer Pfefferminzöl in die Haut einmassiert, verspürt einen kühlenden Effekt. Vermutlich regen die Inhaltsstoffe des Öls Kälterezeptoren in der Haut an. Dieser Vorgang soll zugleich dort befindliche Schmerzfasern unempfindlicher machen, weshalb die Heilpflanze unter anderem als Hausmittel gegen Spannungskopfschmerzen gilt.

Die Lösung, die verdünntes Pfefferminzöl in einer alkoholischen Lösung enthält, wird mit einem Applikator aufgetragen. Das Öl darf nicht an die Augen gelangen.

Akupressur

Schmerzen an der Stirn

Bei Schmerzen an der Stirn wird der Punkt Hegu oder Dickdarm 4 behandelt. Die Behandlung dieses allgemeinen Schmerzpunktes macht die Leitbahnen frei und beseitigt den Schmerz.
Der Punkt befindet sich an der Hand zwischen den Mittelhandknochen von Zeigefinger und Daumen. Die Mittelhandknochen verbinden die Grundgelenke der Finger mit dem Handgelenk. Wenn Sie den Daumen eng an die Hand (mit geraden Fingern) pressen, entsteht hier ein Muskelwulst. Genau hier, auf dem höchsten Punkt des Muskelberges, befindet sich der Punkt Dickdarm 4 (s. Abbildung).

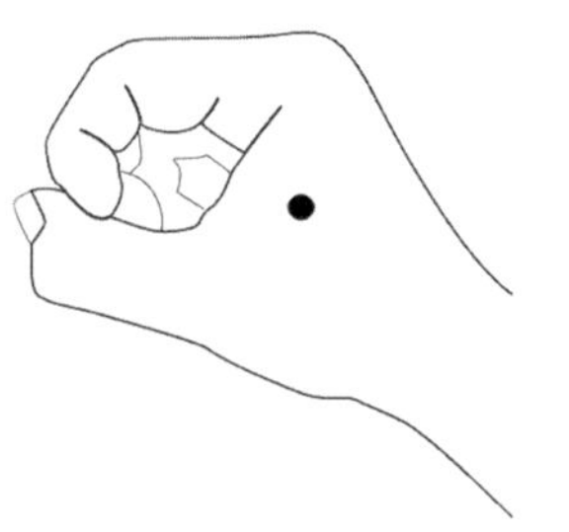

Akupressurtechnik
Legen Sie eine oder zwei Fingerkuppen auf den Akupunkturpunkt und massieren ihn mit kreisenden, rhythmischen Bewegungen für 1–2 Minuten.

Schmerzen an den Schläfen

Bei Schmerzen im Bereich der Schläfen wird der Punkt Waiguan (Dreifacher Erwärmer 5) behandelt. Die Behandlung „öffnet die Oberfläche", zerstreut die Hitze, leitet den Schmerz aus, macht die Leitbahnen durchgängig und beseitigt Qi-Blockaden.
Der Punkt befindet sich an der Außenseite des Unterarms von der Handgelenksfalte aus zwei Finger breit in Richtung Oberarm, in der Mitte zwischen den beiden hier befindlichen Knochen Elle und Speiche (siehe Abbildung).

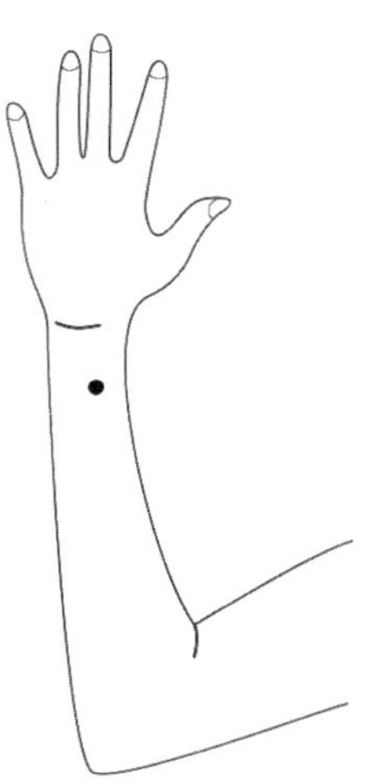

Akupressurtechnik
Legen Sie eine oder zwei Fingerkuppen auf den Akupunkturpunkt und massieren ihn mit kreisenden, rhythmischen Bewegungen für 1–2 Minuten.

Schlafstörungen

Wenn Sie nach einer COVID-19-Erkrankung unter anhaltenden Schlafproblemen leiden, können Sie folgende Maßnahmen ausprobieren.

Lavendel

Die heilsame Wirkung des Lavendels wurde schon im Kapitel „Ängste und Gedankenkreisen“ besprochen. Lavendel ist auch bei Schlafproblemen ein probates Mittel.
Besonders angenehm und einfach umzusetzen ist eine abendliche Fußmassage mit verdünntem Lavendelöl (Lavendelöl 10 % oder Weleda Lavendel Entspannendes Pflege-Öl). Es duftet nicht nur gut, sondern wirkt durch die Massage auch noch über die Reflexzonen an den Fußsohlen.

Warme Füße

Duschen Sie abends Ihre Waden und Füße kurz kühl ab, oder waschen Sie mit einem in kühles Wasser getauchten Waschlappen Füße und Unterschenkel ab. Nicht abtrocknen, sondern statt-

dessen gleich ins warme Bett schlüpfen, wo sich die Füße „von allein" aufwärmen, was Ihnen ein wohliges Gefühl und die nötige Bettschwere gibt.
Sie können auch ein Fußbad mit körperwarmem Wasser durchführen (siehe Anleitung auf Seite 72).

Sanfte Schlaftees

Typischerweise wird bei Schlafstörungen Baldrian, Melisse oder Passionsblume eingesetzt. Hier gibt es gute Teemischungen, die Sie jedoch in der Apotheke kaufen und sich auch dazu beraten lassen sollten.
Aus dem heimischen Kräuterregal eignen sich Fencheltee und Kamillentee zur Beruhigung und Schlafförderung, die sich auch gut mischen lassen.
Kamillenblüten (vorausgesetzt, es besteht keine Allergie) und angestoßene Fenchelsamen können auch sehr gut in ein Schlafkissen mit eingenäht werden.

Bienenwachs-Brustauflage mit Rose

Bei Einschlafstörungen eignen sich die beiden „Schlaf schön"-Auflagen mit Rose oder Lavendel (Firma Wachswerk, siehe auch Hinweise auf Seite 83). Bei Schlafstörungen wird die Auflage etwas tiefer auf der Brust aufgelegt. In der Gegend des zusammenlaufenden Rippenbogens im Oberbauch befindet sich der Solarplexus, ein Nervengeflecht. Wärme an dieser Stelle wirkt allgemein entspannend. Bienenwachsauflagen sind gerade für Kinder und ältere Menschen eine sehr angenehme Form der Anwendung, weil sie sanft erwärmen und sehr gut riechen.

Entspannung per App

Wenden Sie Entspannungsverfahren an. Hören Sie vor dem Schlafengehen eine Entspannungs-CD, die Ihnen zusagt. Die App 7mind bietet ein eigenes Schlafprogramm an (www.7mind.de).

Literatur und Quellen

Alschuler L, Chiasson AM, Horwitz R et al.: Integrative medicine considerations for convalescence from mild-to-moderate COVID-19 disease. Explore (NY). 2022; 18 (2): 140–148.

Charan J, Bhardwaj P, Dutta S et al.: Use of Complementary and Alternative Medicine (CAM) and Home Remedies by COVID-19 Patients: A Telephonic Survey. Indian J Clin Biochem. 2021; 36 (1): 108–111.

Esch T: Der Selbstheilungscode. Die Neurobiologie von Gesundheit und Zufriedenheit. Weinheim, Basel: Belz; 207f.

Grossmann S: Pest, Spanische Grippe, Corona: Seuchen und ihre Bekämpfung. https://www.ndr.de/geschichte/chronologie/Pest-Spanische-Grippe-Corona-Seuchen-und-ihre-Bekaempfung,seuchenbekaempfung100.html [Stand: 21.2.2021].

Harmsen T: Corona kann krankhaft-chronisches Erschöpfungssyndrom auslösen. www.berliner-zeitung.de/gesundheit-oekologie/corona-koennte-schwere-chronische-erschoepfung-ausloesen-li.82909 [Stand: 21.2.2021].

Hawkins J, Hires C, Keenan L, Dunne E: Aromatherapy blend of thyme, orange, clove bud, and frankincense boosts energy levels in post-COVID-19 female patients: A randomized, double-blinded, placebo controlled clinical trial. Complement Ther Med. 2022; 67:102823. doi: 10.1016/j.ctim.2022.102823.

Huang C, Huang L, Wang Y et al.: 6-month consequences of COVID-19 in patients discharged from hospital: a cohort study. Lancet. 2021; 397 (10270): 220–232.

Kobasa SC, Maddi SR, Kahn S: Hardiness and Health: A Prospective Study. Journal of Personality and Social Psychology. 1982; 42 (1):168–177

Liu D, Yanyan Y, Chen Y, Tang S: Efficacy of integrative traditional Chinese and Western medicine for the treatment of patients infected with 2019 novel coronavirus (COVID-19): A protocol for systematic review and meta analysis. Medicine (Baltimore). 2020; 99 (29): e20781

N.N.: Long COVID. Der lange Schatten von COVID-19. Deutsches Ärzteblatt. 2020; 117 (49): A 2416–2420.

N.N.: COVID-19: Patienten haben häufig Störung der Darmflora. www.aerzteblatt.de/nachrichten/120097/COVID-19-Patienten-haben-haeufig-Stoerung-der-Darmflora [Stand: 21.2.2021].

Paul A, Kerckhoff A: Bewusst atmen – besser leben. Essen: KVC 2020.

Priya R, Sujaha V: AYUSH for COVID-19: Science or Superstition? Indian J Public Health. 2020; 64 (Supplement): S105–S107.

Rampp T: Das Immunbooster-Handbuch: Die besten Strategien für eine starke Immunabwehr. Knaur. Menssana 2022.

RKI: Epidemiologischer Steckbrief zu SARS-CoV-2 und COVID-19. www.rki.de/DE/Content/InfAZ/N/Neuartiges_Coronavirus/Steckbrief.html [Stand: 21.2.2021].

Scheibenbogen C, Renz-Polster H, Hohberger B et al.: Post COVID und Post-Vakzin-Syndrom: Die Pandemie nach der Pandemie. Dtsch Arztebl. 2023; 120(13): A-566 / B-485.

Seifert G, Jeitler M, Stange R et al.: The Relevance of Complementary and Integrative Medicine in the COVID-19 Pandemic: A Qualitative Review of the Literature. Front Med (Lausanne). 2020; 7: 587749.

Tanikawa T, Kiba Y, Yu J et al.: Degradative Effect of Nattokinase on Spike Protein of SARS-CoV-2. Molecules. 2022; 27.(17):5405.

Wilkens J: Corona – (S)Zinnkrise – Reflexionen Teil 2. Natura Naturans; 2020. www.natura-naturans.de/naturheilkonzepte-therapietipps/teil-2-gedanken-zur-corona-krise-von-dr-med-johannes-wilkens [Stand: 21.2.2021].

Zhang J et al.: Pilot trial of high-dose vitamin C in critically ill COVID-19 patients. Ann Intensive Care. 2021; 11 (1): 5.

Der Autor

Dr. Thomas Rampp ist Oberarzt an der Klinik für Naturheilkunde und Integrative Medizin und seit 2002 Leiter des Instituts für Naturheilkunde, Traditionelle Chinesische und Indische Medizin an den Evang. Kliniken Essen-Mitte.
Er ist Facharzt für Allgemeinmedizin mit den Forschungs- und Arbeitsschwerpunkten Traditionelle Heilverfahren und deren klinische Anwendung am Lehrstuhl für Naturheilkunde der Universität Duisburg-Essen.

Die Autorin

Prof. Dr. Annette Kerckhoff, BSc Komplementärmedizin und European Master of Health Promotion ist seit fast drei Jahrzehnten auf die laienverständliche Vermittlung von Gesundheitswissen und Selbsthilfemaßnahmen spezialisiert. Sie hat zahlreiche Ratgeber und Patienteninformationen geschrieben und über die Pionierinnen der Naturheilkunde geforscht. An der DHGS (Deutsche Hochschule für Gesundheit und Sport) baut sie den Studiengang Medizinpädagogik auf.

Die Buchreihe *Was tun bei ...* im KVC Verlag

Alkoholabhängigkeit – Homöopathie und Komplementärmedizin

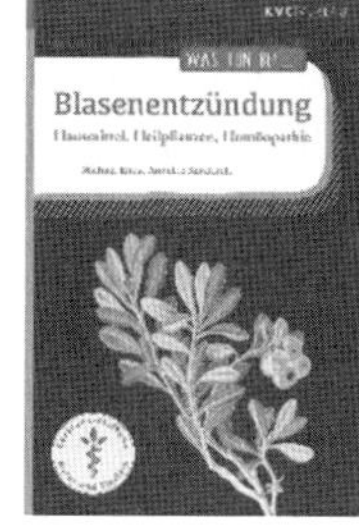

Blasenentzündung – Hausmittel, Heilpflanzen, Homöopathie

Bluthochdruck – Mind-Body-Medizin und Naturheilkunde

Colitis ulcerosa und Morbus Crohn – Naturheilkunde und Integrative Medizin

Demenz – Vorbeugung und Selbsthilfe

Depression – Homöopathie und Komplementärmedizin

Diagnose Krebs – Homöopathie und Schüßler Salze

Endometriose – Homöopathie und Naturheilkunde

Grauer Star und Altersweitsichtigkeit

Grippe und Infekte – Vorbeugung und Selbsthilfe

Heilfasten

Heuschnupfen – Homöopathie und Naturheilkunde

Husten – Naturheilkundliche Selbsthilfe

Kopfschmerzen von Kindern

Krebs und Nebenwirkungen der Therapie – Selbsthilfestrategien und wertvolle Tipps

Mittelohrentzündung – Homöopathie und Naturheilkunde

Nackenschmerzen – Naturheilkunde und Selbsthilfe

Nagelpilz – Selbsthilfe und Naturheilkunde

Nasennebenhöhlenentzündung – Naturheilkunde und Homöopathie

Osteoporose – Vorbeugung und Selbsthilfe

Parkinson – Selbsthilfe und Komplementärmedizin

Post-COVID – Selbsthilfe bei postviralen Beschwerden

Prüfungsangst – Selbsthilfe und Naturheilkunde

Raucherentwöhnung

Rheuma – Naturheilkundliche Therapie

Schlafstörungen – Selbsthilfe und Schlaftypen

Schlaganfall – Vorbeugung und Nachbehandlung

Schmerzen – Akupressur, Homöopathie und Naturheilkunde

Trauer und Verlust – Pflanzenheilkunde und Homöopathie

Trockene Augen – Naturheilkundliche Selbsthilfe

Wechseljahresbeschwerden

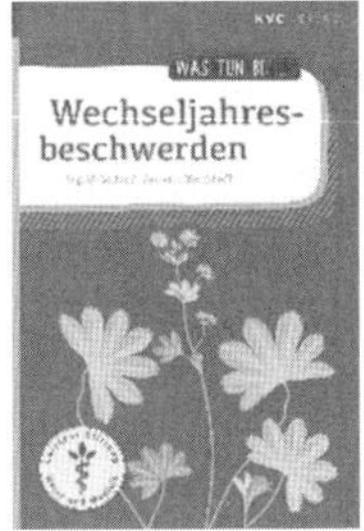

Wundheilung nach Operationen

Zahnfleischentzündung – Störungen im Mundraum naturheilkundlich behandeln

Natur und Medizin e. V. – Eine starke Gemeinschaft

Ob Pflanzenheilkunde, Schüßler-Salze oder Blutegeltherapie – die Komplementärmedizin ist ausgesprochen vielseitig. Natur und Medizin e. V. und seine fast 20.000 Mitglieder unterstützen die Carstens-Stiftung seit 40 Jahren dabei, Naturheilkunde und Homöopathie wissenschaftlich zu erforschen.
Das Ziel ist eine integrative Medizin, in der moderne Erkenntnisse und traditionelles Wissen, Hochschulmedizin und Naturheilkunde gemeinsam wirken.
Unser Auftrag besteht darin, die Bevölkerung über Nutzen und Anwendung von Naturheilkunde und Homöopathie zu informieren. Bücher aus dem eigenen Verlag, unsere Mitgliederzeitschrift und exklusive Ratgeber nur für Mitglieder sowie vielfältige Informationen auf unserer Internetseite und in den sozialen Medien liefern fundiertes Wissen und geben Tipps zur Selbsthilfe.
Mit Ihren Mitgliedsbeiträgen, Buchkäufen und Spenden ermöglichen Sie nicht nur wichtige und wegweisende Forschung, sondern Sie tun etwas Gutes für Ihre eigene Gesundheit.
Werden Sie Mitglied, spenden Sie für die Komplementärmedizin, empfehlen Sie uns weiter! Schreiben Sie uns oder rufen Sie uns bei Fragen oder Empfehlungen gerne an – wir freuen uns, dass Sie sich engagieren!
